INTUITIV INTERVALLFASTEN

POLARISE

Zur neuen Essklasse INTUITIV INTERVALLFASTEN gibt es auch eine Facebook-Gruppe für Gleichgesinnte:

www.facebook.com/groups/intuitiv.intervallfasten

Andrea Ciro Chiappa und Uwe Knop

INTUITIV INTERVALLFASTEN

Gesund, jung & schlank mit der (r)evolutionären I^3-Formel

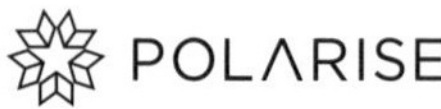
POLARISE

© 2021 Polarise
Ein Imprint der dpunkt.verlag GmbH
Wieblinger Weg 17
69123 Heidelberg
www.polarise.de

1. Auflage 2021
Autoren: Andrea Ciro Chiappa und Uwe Knop
Lektorat: Martin Wohlrab
Copy–Editing: Irina Sehling
Covergestaltung: Julia Geiser

Printed in Germany

ISBN (Buch) 978-3-947619-35-1
ISBN (PDF) 978-3-947619-36-8
ISBN (ePub) 978-3-947619-37-5
ISBN (Mobi) 978-3-947619-38-2

Das Werk, einschließlich seiner Teile, ist urheberrechtlich geschützt. Jede Verwertung ist ohne Zustimmung des Verlages und des Autors unzulässig. Dies gilt insbesondere für die elektronische oder sonstige Vervielfältigung, Übersetzung, Verbreitung und öffentliche Zugänglichmachung.

Bibliografische Information der Deutschen Nationalbibliothek: Die Deutsche Nationalbibliothek verzeichnet diese Publikation in der Deutschen Nationalbibliografie; detaillierte bibliografische Daten sind über www.dnb.de abrufbar.

INHALT

1

Vorabhinweis

Dieses Buch und seine individuelle Anleitung zum intuitiven Intervallfasten richtet sich an psychosomatisch **gesunde Menschen**, die weder an einer geistigen noch körperlichen Erkrankung leiden.

Bei kranken Menschen, bei Patienten aller Art stehen Therapie und Heilung der Erkrankung im Fokus. Hier kann es – je nach persönlicher Vorgeschichte mit gestörtem oder falschem Essverhalten – durchaus sein, dass im Rahmen einer ärztlichen Therapie auch die ernährungsmedizinisch forcierte, gezielte Änderung der Ernährung und Nahrungsmittelauswahl als ein Baustein zum Erfolg der multimodalen (mehrstufigen) Behandlung beiträgt. Aber (Ernährungs-)Therapie von Krankheiten, das ist hier und heute nicht unser Thema.

Wir wollen Sie nun stattdessen auf die liebevolle Reise zu sich selbst mitnehmen und werden Ihnen zeigen, worauf es beim genussvollen Essen zur Lebenserhaltung – der schönsten Hauptsache der Welt – wirklich und wahrhaftig ankommt. Lassen Sie sich die Lektüre munden …

2

Jetzt wächst zusammen, was zusammengehört!

Es waren einmal zwei Ernährungswissenschaftler, ein deutscher Pionier des intuitiven Essens und ein Leiter der Deutschen Fastenakademie ... Sie unterhielten sich ... und merkten schnell: »Wir kommen aus unterschiedlichen Richtungen, aber wir haben das gleiche Ziel!« Also setzten sie sich gemeinsam an einen Tisch und schrieben auf, worauf es beim Essen wirklich ankommt. Und wenn sie nicht gestorben sind ... Nein, nein, dann schreiben sie nicht »noch heute«. Denn wir sind fertig mit unserem Buch. Und Sie lesen gerade darin ... Doch zuerst möchten wir uns kurz persönlich vorstellen, damit Sie wissen, wessen Zeilen Sie gleich lesen werden ... Nun, wer sind wir?

Dipl. oec. troph. Andrea C. Chiappa

Leiter der Deutschen Fastenakademie: Als Sohn italienischer Gastronomen war ich bereits früh und beinahe täglich mit dem Thema Essen & Trinken konfrontiert. Es gab Gäste, die kaum etwas aßen und mit der Gabel gelangweilt Bohnen auf dem Teller zählten, während andere schier Unmengen an Nahrung und Getränken verschlangen. Oft waren die »schlechten Esser« eher schlank. Nicht immer aber waren die »sehr guten Esser« dick oder gar adipös. So gab es Gäste, die recht klein und schmächtig ausschauten, aber dennoch große Teller mit jeweils Vorspeise, Pasta, Fleischgericht und Dessert aßen. Besonders beeindruckte mich der Besuch einer australischen Triathletin. Der mehrmalige Champion trainierte in Deutschland und kam eines Abends mit Teamkollegen ins Restaurant meiner Eltern. Ihre Statur war sehr schmal und die Körpergröße klein. Gemeinsam mit ihren weitaus größeren Kollegen verlangte sie nicht nur die dreifache Portion Nudeln, sondern bestellte auch ständig Brot nach. Niemals in meinem Leben hatte ich eine Frau so viel essen sehen. Aber die allseits beobachtbaren großen Unterschiede zwischen Körpergröße und Nahrungsmengen spielten später in meinem Studium der Ernährungswissenschaften kaum eine Rolle. Der Hang zur Berechenbarkeit und Vereinfachung, dazu, den Menschen als fest planbare Größe handhabbar zu machen, ist in der Ernährungswissenschaft besonders groß! Das zeigt sich deutlich in den standardisierten Ernährungsempfehlungen der Fachgesellschaften. Doch diese antiquierten Denkweisen und vergessenen Zeitalter neigen sich dem Ende zu ...

Ganz und gar nicht passte die Lehrmeinung zu meinen Erkenntnissen, die ich als »Fastenwissenschaftler« sammelte. Ich bin seit meiner Studentenzeit mit Fastenthemen beauftragt.

Meine Diplomarbeit schrieb ich zur Eiweißfrage im therapeutischen Fasten. Hierzu wertete ich Fastenverläufe von adipösen Patienten aus, die über zwölf Monate lediglich Wasser, Tees und Vitamin- und Mineralstoffsupplementierung erhielten. Doch der erwartete Proteinmangel war nicht feststellbar! Für die Ärztegesellschaft Heilfasten & Ernährung mit Sitz in Überlingen plane und organisiere ich Fachfortbildungen und Fastenärztekongresse über die Sicherheit und Wirksamkeit von Fastentherapien. Hier lernte ich vieles über die Heilkraft der Fastentherapie kennen, direkt aus erster Hand.

Die eindrücklichsten Erfahrungen erlebe ich jedoch, wenn ich als Fastengrguppenleiter Fastenwandergruppen veranstalte. Die Erlebnisse und Berichte von tausenden Fastengästen, die gemeinsam in der Gruppe für eine Woche und mehr fasten und wandern, sind beeindruckend und erhebend zugleich. Der Mensch braucht nicht nur die Fülle, er braucht im gleichen Maße die »Leere« für Wohlbefinden und Gesunderhaltung. Das bescheinigt auch die Studienlage. Genetische, biologische und physiologische Studien zeigen eindrucksvoll, wie tief eine längere Nahrungskarenz (= Phasen des »Nicht-Essens«) die entlegensten Bereiche des Stoffwechsels justieren kann.

Dipl. oec. troph. Uwe Knop

Pionier und »Sprachrohr der Bewegung« des intuitiven Essens: Aufgewachsen in einem kleinen idyllischen Dorf an der Mosel, in dem es weniger als eintausend Einwohner gab, spielte die traditionelle deutsche Küche meiner Oma die prägende Rolle. Meine Großmutter war Köchin, nicht nur aus Leidenschaft, sondern auch und insbesondere aus der Verpflichtung heraus, zehn Kinder in Vor- und (Nach-)Kriegszeiten trotz massiven Nahrungsmittelmangels so gut und ausgewogen wie nur damals möglich zu ernähren. Und dieses ess-elementare Denken blieb bis zu meiner Kindheit weit nach den Kriegsjahren in den 1970ern und -80ern im Gedanken- und Versorgungsfokus meiner Großeltern: »Der Junge muss essen«, hieß die Devise. Dass ich satt war, das war den beiden das Wichtigste – erwachsen aus ihren entbehrungsreichen Erfahrungen der Kriegsjahre. Dementsprechend hoch war der Stellenwert eines wohl schmeckenden und vor allem reichhaltigen Essens in unserer Familie. Das Engagement meiner Großeltern ging gar so weit, dass sie sehr gerne abwarteten, bis ich den Teller leer gegessen hatte, satt war und das Besteck weglegen wollte ... um mir erst dann das verlockende Angebot zu machen: »Wenn du jetzt noch das eine, kleine Schnitzel hier isst, dann bekommst du zwei Mark.« Wir schrieben das Jahr 1979, ich war zarte sieben Jahre jung – und zwei Mark, keine Frage, das war damals richtig viel Geld für einen Erstklässler wie mich. Ich rechnete im Kopf schnell um in die Währung, die für Kinder noch heute den höchsten »Value« hat: »Okay, zwei Mark, dafür bekomme ich vier Snickers beim ›Bäckersch-Häns‹ ...« So hieß damals unser Dorfladen, und ja, ein Snickers kostete 50 Pfennig. Ergo: gesagt, getan, gegessen: Extraschnitzel verspeist, abkassiert und ab nach draußen zum Spielen – freudestrahlend mit dem Wissen, wenn der nächste Hunger kommt, dann hole ich die zwei Mark aus der Tasche und mir und den Spielkameraden ein paar Snickers! Heute würde jeder Ernährungsapostel aufschreien: »Man kann doch einem Kind kein Geld bieten, damit es über seinen Hunger hinaus isst – und dann auch noch Fleisch!« Ja, da ist was dran. Könnte grenzwertig werden. Könnte. Wie so vieles in der Ernährung nur sein *könnte*, da der Konjunktiv diesen Wissenschaftszweig dominiert. Aber ich war und blieb stets ein sehr dünnes, gar dürres Kind, trotz »bezahlten Nachschlags« und der daraus resultierenden Schokoriegel. – All das hatte keinerlei Einfluss, weder auf mein Gewicht noch auf meine Gesundheit. Alles bestens, ich entwickelte mich prächtig.

Diese Geschichte ist für mich noch heute prägend und ich erzähle sie mit einem Lächeln immer wieder gerne, denn sie vermittelte mir schon damals im Kindesalter: »Essen ist was ganz Wichtiges!« ... Zeitsprung ... So war auch klar, dass ich Ernährungswissenschaften studieren wollte, denn das war es, was mich am meisten im Hinblick auf meine Ausbildung interessierte: »Die elementare Hauptsache der Welt, das Wichtigste, was uns am Leben erhält: Ernährung, gutes Essen, darüber will ich noch mehr wissen, das will ich studieren ...« – was ich dann auch tat. Nur leider lernte man an der Universität damals nichts von dem Elementarwissen, das ich heute, autodidaktisch erlernt, besitze – und das Sie nach der Lektüre des Buchs besitzen werden ... denn:

Warum haben wir dieses Buch geschrieben?

Ganz einfach, weil zusammenkommen muss, was zusammengehört: unser beider Wissen auf dem aktuellen Stand der Forschung, leicht verständlich »kredenzt« für jedermann und jedefrau. In Kürze: Derzeit dominieren zwei Trends den Ernährungsmarkt: Intuitives Essen (IE) und Intervallfasten (IF). Beide Essweisen überzeugen nicht nur durch die jeweilige biologische Plausibilität, bedingt durch ihren nativen, also biologisch-natürlichen Ansatz, sondern auch durch körperliche, physiologische und psychische Vorteile sowie positive Effekte und Wirkungen auf Körper, Geist und (Wohlfühl-)Gewicht. Beides sind Essweisen, die wir in Einklang und Harmonie mit uns selbst ausleben.

Hinzu kommt eine weitere große Schnittmenge beider Essformen – daher lassen sie sich trend- & zeitgemäß zur »perfekten Ernährung der zwanziger Jahre« verschmelzen: **I³**.

I³ = Individuell Intuitiv Intervallfasten

Bei IE stehen der körperlich-biologische Hunger, Verträglichkeit und Sattessen im Fokus, bei IF die ausgedehnten Pausen, also die Intervalle zwischen den Mahlzeiten – die wiederum dafür sorgen, dass der Hunger sich neu entwickeln kann und richtig spürbar wird. Dabei entfaltet sich beim IF der echte, körperliche Hunger esspausenbedingt als »Leitemotion«: Man wird zwangsläufig nach vier, sechs oder mehr Stunden IF nur essen, wenn man richtig Hunger hat. Und hier schließt sich der Kreis zwischen IE & IF:

Wer nur isst, wenn er Hunger hat, bis er richtig satt ist, wird lange, mindestens vier bis sechs Stunden, mit Nährstoffen versorgt sein und bis zur nächsten Mahlzeit kein körperliches intensives Bedürfnis verspüren, etwas zwischendurch zu essen. Das wiederum bedeutet, bei Intuitivem Essen (IE) haben wir »automatisch« ein natives Fastenintervall. Dieses kann und sollte ausgedehnt werden, indem wir den Hunger maximal ausreizen, etwas überspitzt formuliert: **Faste – bis fast zum »Hungerast«.** Denn dann, erst dann, mit ausgewachsenem Körperhunger, schmeckt die Mahlzeit richtig gut – gegessen mit Achtsamkeit, allen Sinnen, Wohlgefühl und gesundem Genuss sowie Respekt vor und Liebe zu Natur und Nahrung. Erst mit und in diesen ausgedehnten Phasen der Nahrungskarenz entfalten sich die positiven Wirkungen des Intervallfastens (IF). Dabei steht stets Ihr eigener Körper, Ihre individuelle

Chronobiologie, Ihr absolut einzigartiger Stoffwechsel im Fokus.

Die Pausen zwischen den Mahlzeiten bedürfen demnach keiner – bis dato bei allen kolportierten IF-Formen – willkürlich erfundenen Zeitabschnitte; seien es Stunden: 16 : 8, 17 : 7, 12 : 12, 23 : 1, oder Tage: 1 : 1, 6 : 1, 5 : 2. Vielmehr sind die Intervalle auf die eigene Persönlichkeit und den Lebensstil bezogen ganz individuell von jedem selbst herauszufinden:

> Wie ausgedehnt ist mein persönliches Intervall für den größtmöglichen Hunger? Esse ich lieber morgens oder abends nichts? Welche positiven Effekte wird meine »neue Essklasse« haben? Was habe ich davon?

Das sind die Kernfragen, deren Antworten wir gemeinsam mit Ihnen auf dieser Buchreise finden wollen. Hinzu kommt: I^3 ist jetzt schon für viele von uns geliebt-gelebter Alltag – dabei wissen wir gar nichts davon. Denn wer beispielsweise zu den »nativen Frühstücksaversiven« gehört, die morgens nur Kaffee, Tee oder gar nichts weiter essen und trinken, einfach, weil sie keinen Hunger haben, der ist bereits waschechter, intuitiver »hidden Intervallfaster«! Wer seine letzte Mahlzeit beispielsweise um 20.00 Uhr verzehrt, dann »ohne Frühstück durch den Tag« bis um 13.00 Uhr lebt, der gehört zur IF-Klasse 17 : 7: 17 Stunden fasten, sieben Stunden essen (also nicht dauernd, sondern in diesem Intervall).

Auch diese bis dato »Unwissenden« sind Vorreiter des neuen, chronobiologischen Ernährungstrends, der das Beste aus zwei Welten zur natürlichsten Ernährungsform des Menschen vereint: I^3 – Individuell Intuitiv Intervallfasten.

> Hunger → Sattessen → Fastenintervall →
> Hunger → Sattessen → Fastenintervall → …

Unser neues Buch lässt beide Ernährungsweisen nun erstmals konzertiert verschmelzen. Dabei wird Ihnen das Beste aus beiden Welten – IE + IF – kredenzt, um anschließend anhand praktischer Tipps, Anleitungen und Challenges zu erläutern, wie Sie I^3 im Alltag erlernen, er- & ausleben und so mittels der perfekten Symbiose zweier »Ernährungszwillinge im evolutionsbiologischen und physiologischen Geiste« die für Sie optimale Ernährungsform finden. Dabei gehen wir gemeinsam die verschiedenen Stufen »hinauf bis zum Esszenit«.

Im ersten Teil des Buchs erfahren Sie, warum die Forschung zu »gesunder Ernährung« mehr dem Lesen aus einer Kristallkugel gleicht als einer Wissenschaft, die harte Fakten schafft. Danach werden wir Ihnen die wesentlichen Erkenntnisse zu IE und IF vorstellen – garniert mit einer ordentlichen Portion Appell an den gesunden Menschenverstand. Last, but not least folgt das »finale fusione«: IE und IF verschmelzen zu I^3, zu Ihrem neuen persönlichen Essstil, der mehr Selbstliebe, Lebensqualität, Gesundheit und Ihr biologisches Wohlfühlgewicht für Sie bereithält ...

Der menschliche Körper ist enorm anpassungsfähig, sonst wären wir schon längst ausgestorben – IE und IF haben uns dabei schon seit Jahrtausenden geleitet und überleben lassen. Und daran hat sich bis heute nichts geändert. In diesem Sinne ...
... wünschen wir Ihnen eine lukullische Reise zu sich selbst.

Ihre
Dipl. oec. troph. Andrea C. Chiappa
Dipl. oec. troph. Uwe Knop

3

Kristallkugel Ernährungsforschung

Unser Essverhalten ist bei so manchen Zeitgenossen heutzutage zu ersatzreligiösen Zügen mutiert. Es dient nicht mehr der Sättigung, als Nahrungsaufnahme, die unser körperliches Überleben sichert, sondern huldigt nun primär ganz anderen, »höheren« Zielen:

Essen ist Mittel sowohl zur Selbstdarstellung, Identitätsstiftung, Sinnfindung und Abgrenzung als auch zur Missionierung und Erlösung. Dieses weite Feld des Tellers als Schmelztiegel der Emotionen, des Sündenpfuhls, der Moralisierung und des Glaubens bedient eine Heerschar selbst ernannter Ernährungsinfluencer & Co. mit ihren ausgeklügelten Selbstvermarktungsstrategien, die den Heiligen Gral gesunder Ernährung für sich proklamieren und propagieren (nur um damit viel

Geld zu verdienen). »Beim Thema Essen wird heute mehr moralisiert als bei der Sexualität. Beim Sex ist mittlerweile fast alles erlaubt, was einvernehmlich geschieht. Beim Essen ist dagegen immer weniger erlaubt«, so brachte es der Ernährungspsychologe Prof. Christoph Klotter von der Fachhochschule Fulda im Juli 2019 auf den Punkt (*Ärzte Zeitung*) – und ergänzte im Mai 2020 in der *Frankfurter Allgemeinen Zeitung (FAZ)*: »Tatsächlich kann Ernährung an die Stelle der Religion treten. In dem Augenblick, da der christliche Glaube verblasst ist und die politischen Utopien gescheitert sind, nistet sich das spirituelle Bedürfnis woanders ein. Das Essen hat bei vielen diese Funktion übernommen. **Da haben sich Ersatzreligionen ausgebildet, die einander erbittert bekämpfen.**«

Ernährungssoziologin Prof. Christine Brombach, Hochschule ZHAW in Wädenswil, formuliert es wie folgt: »Zwar muss jeder essen, aber was wir essen, wird immer wichtiger. **Der Teller ist zur Kampfzone von Ideologien geworden.** Den einen geht's um Gesundheit und Figur, den anderen ums Klima und Gerechtigkeit.« (*Blick [CH]*, Feb. 2020)

Dabei machen auch immer mehr Enthaltsamkeitsfanatiker, Neopuritaner und Ökocalvinisten im Zuge ihrer rhetorisch geschärften, heilbringenden Verzichtspropaganda den Menschen Angst vorm Essen und Genießen. Ein neuer »Foodamentalismus« macht sich breit ...

Das alles ändert jedoch nichts an der Leere der Lehre in puncto Beweise für Gesundheit, Schlankheit und ein langes Leben – nur leere Versprechungen, sonst nichts. Am besten vergessen Sie alles, was Sie bis dato über »gesunde Ernährung und ungesunde Lebensmittel« zu wissen glauben. Denn Sie werden es nicht mehr brauchen, weil dieses veraltete Wissen des vergangenen Jahrtausends Sie nur stört, sonst nichts ... Da das vollumfängliche Vergessen aber nicht so einfach ist, machen wir es nun leichter:

Aus Mangel an Beweisen …

Was haben der Weihnachtsmann und die Regeln zur gesunden Ernährung gemeinsam? Ganz einfach: Viele Menschen glauben daran, doch es gibt keine Beweise für beider Existenz. Für Ernährungsregeln gibt es keine Beweise, weil das Fundament der Ernährungsforschung sogenannte »Beobachtungsstudien« darstellen. Diese Studien sind in ihrer wissenschaftlichen Aussagekraft sehr schwach, denn: Sie können keine Kausalitäten (Ursache-Wirkungs-Beziehungen) liefern, sondern nur Korrelationen (statistische Zusammenhänge). Solche Zusammenhänge aber erlauben wiederum nur Hypothesen, Vermutungen und Spekulationen.

Ein einfaches Beispiel verdeutlicht dieses Vorgehen in der Ernährungsforschung, an dem sich das »etablierte System« noch immer festklammert: Wenn es heißt: »Wurst erhöht das Diabetesrisiko«, dann wurde nur ein statistischer Zusammenhang zwischen Wurstverzehr und Diabetesrisiko aus den Studiendaten isoliert herausgerechnet. Warum dieser Zusammenhang besteht, das weiß jedoch niemand. Also kann niemand sagen, Wurst »erhöht« das Diabetesrisiko, sondern maximal: »Wurstesser haben ein erhöhtes Risiko.« Genauso gut hätte man feststellen können: »Wasser mit Kohlensäure erhöht das Diabetesrisiko«, weil man aus den Daten errechnet hat, dass Menschen mit Diabetes im Vergleich zu Gesunden mehr Sprudel als stilles Wasser trinken. Das ist absurd – und genauso absurd sind Ernährungsregeln und -pyramiden der diversen Fachgesellschaften wie DGE, ÖGE und SGE, mit denen sie bereits seit Jahrzehnten der Bevölkerung in D/A/CH Empfehlungen für gesunde Ernährung erteilen und die für Fachleute eine gern genutzte Referenz darstellen. Ganz konkret zu den Pyramiden erklärte die Wissenschaftlerin Dr. Jana Meixner, Department für Evidenzbasierte Medizin und Klinische Epidemiologie, Donau-Universität Krems, im April 2019 in *Der Standard*: »Ernährungspyramiden versuchen, eine Wahrheit in Essensfragen zu vermitteln, die es nicht gibt.«

Für den bereits erwähnten Ernährungspsychologen Klotter von der FH Fulda herrscht derzeit in puncto Ernährungsempfehlungen ein »autoritärer Duktus – und der ist empirisch nicht abgesichert. Die ganze Ernährungswissenschaft hat diesen Duktus. Leider sind auch die Empfehlungen der Deutschen Gesellschaft für Ernährung (DGE) autoritär formuliert.« (*Die Welt*, Februar 2020)

Aber warum ist das so? Weil für die DGE & Co. Beobachtungsstudien eine »wichtige Grundlage für die Ableitung evidenzbasierter Empfehlungen für die Bevölkerung zur Prävention ernährungs**mit**bedingter Krankheiten« darstellen. Doch damit widerspricht die DGE fundamentalen Forschungsgesetzen, wonach sich aus Ernährungsbeobachtungsstudien (epidemiologischen Untersuchungen) **keine** Beweise für Ursache und Wirkung ableiten lassen – sondern ausschließlich statistische Zusammenhänge, die immer nur Vermutungen zulassen. Oder wie die ehemalige Vorsitzende des Deutschen Netzwerks Evidenzbasierte Medizin (DNEbM), Prof. Gabriele Meyer, klarstellte: »Beobachtungsstudien sind **nicht** geeignet, präventive oder therapeutische Empfehlungen abzuleiten.«

Die internationale Kritik an diesen Studien wird daher immer lauter, auch aus den eigenen, oecotrophologischen Reihen – doch die immer älter werdenden Ernährungsfunktionäre hierzulande werden gleichzeitig anscheinend immer tauber. Denn selbst systemkritische Rezensionen in Fachzeitschriften werden totgeschwiegen und bleiben unkommentiert. Insbesondere für den härtesten aller Studienendpunkte, die Gesamtsterblichkeit (Mortalität), sind die Effekte einzelner Nährstoffe »gleich null«. Die Forschung in diesem Bereich »erscheint hoffnungslos«. Immer mehr Publikationen dieser »Lesart« untermauern die kritischen Aussagen zahlreicher internationaler Wissenschaftler.

Auch die deutsche Ärzte Zeitung mahnte Anfang 2014 zu größerer Vorsicht bei der Interpretation von Ernährungsbeobachtungsstudien. In einem Leitartikel werden »viele Studien mit wenig Nährwert« angeprangert: »Untersuchungen, wie man sich gesund essen kann, gibt es im Überfluss. Doch die meisten sind mit größter Vorsicht zu genießen. Mithilfe von Beobachtungsstudien kann nur festgestellt werden, ob zwei Konstellationen besonders häufig gemeinsam auftreten. Aus einem solchen Zusammentreffen lässt sich aber kein ursächlicher Zusammenhang ableiten.« Weiter heißt es: »Nur mit riesigen Langzeitstudien unter randomisierten kontrollierten Bedingungen wird es letztlich möglich sein, herauszufinden, mit welcher Ernährung sich die Mortalität [Sterblichkeit] senken lässt. Solche Studien sind extrem aufwendig und teuer.« Und nicht nur das: Derartige Ernährungsstudien sind praktisch nicht durchführbar, daher gibt es auch keine relevanten Studien höchster Güte, sogenannte RCTs (Randomised Clinical Trials). Denn allein das wichtigste Studienkriterium der »Randomisierung« ist nicht umsetzbar – aber genau dieses zufällige Verteilen/Auslosen der Teilnehmer in die verschiedenen Studiengruppen ist essenziell, um eine Ausgewogenheit und Vergleichbarkeit der Gruppen zu gewährleisten, ergebnisverzerrende

Störfaktoren auszuschließen und wissenschaftlich belastbare Erkenntnisse zu gewinnen. Jedoch lässt sich niemand gern für zwei, fünf oder gar zehn Jahre Studienlaufzeit vorschreiben, dass er beispielsweise kein Fleisch essen soll, weil er in die Vegetariergruppe gelost wurde – umgekehrt will man sich den Aufschrei der Empörung gar nicht vorstellen, wenn Vegetarier für zehn Jahre in die Fleischgruppe gelost werden ...

Mitte 2018 stellte die *Ärzte Zeitung* aufgrund der Flut an Beobachtungsstudien erneut klar: »Nachweisen lässt sich ein Kausalzusammenhang durch Ernährungsstudien nicht. Der Einfluss zahlreicher Faktoren [Confounder = ›Störfaktoren des Lebensstils‹] lässt sich in Beobachtungsstudien nur unvollständig eliminieren.« In einem weiteren Artikel wird die Frage in den Raum gestellt, ob Ernährungsbeobachtungsstudien »epidemiologischer Kaffeesatzleserei« gleichkommen. Die *Apotheken Umschau* betitelte im selben Jahr einen kritischen Beitrag zur allseits beliebten Fehlinterpretation von Beobachtungsforschung mit »Verlockender Unsinn« – einfach, weil es zu einfach sei, die hochkomplex vernetzten Zusammenhänge, statistisch sauber wohlgemerkt, zu errechnen und diesen Unsinn dann als Wahrheit zu verkaufen.

Ex-Cochrane-Direktor Antes brachte es im März 2020 in einem Interview mit der *Stiftung Gesundheitswissen* nochmals unmissverständlich auf den Punkt: »In Beobachtungsstudien lassen sich statistische Zusammenhänge, sogenannte Korrelationen herstellen. Solch ein Zusammenhang kann beispielsweise lauten: ›Die Befragten, die pro Tag mindestens 100 Gramm Nüsse essen, hatten in den letzten 10 Jahren weniger Herzinfarkte.‹ In solchen Fällen neigen wir dazu, eine Wirkung (in diesem Fall der Nüsse) anzunehmen, wo vielleicht ganz andere Ursachen dahinterstecken: Möglicherweise sind die Nährstoffe in Nüssen gesund – es kann aber auch der Fall sein, dass Menschen, die gerne Nüsse essen, sich generell gesünder ernähren. **Diese Vertauschung von Ursache und Wirkung und damit der falsche Schluss auf Kausalität ist ein chronischer, nicht auszurottender Fehler bei der Auswertung solcher Studien.«**

Das oecotrophologische Universalcredo lautet daher konsequenterweise: **Nichts Genaues weiß man nicht!** Einen der Hauptgründe für dieses nebulöse Wissen um den Gesundheits- oder Schadwert von Nahrung wiederholte Prof. Hans-Georg Joost, ehemals Wissenschaftlicher Direktor des Deutschen Instituts für Ernährungsforschung (DIfE), bei der Vorstellung des »Aktionsplans Ernährungsforschung« bereits im Juni 2013: Im Bereich der Ernährung gebe es zwar viele Korrelationen, sehr häufig fehle aber der Beweis für einen Ursache-Wirkungs-Zusammenhang (Kausalitätsnachweis). Soso ...

Das Wichtigste

Es gibt keine Beweise für »gesunde« Ernährung, weil sich die Forschung fast ausschließlich auf Beobachtungsstudien stützen muss, die systembedingt keine Beweise liefern können und deshalb absolut zu Recht massiv in der Kritik stehen!

Der Vollständigkeit halber: Es gab – was man kaum glauben mag – vor 13 Jahren eine echt seriöse 8-Jahres-Langzeit-RCT mit fast 50.000 US-Frauen (50–79 Jahre), die in zwei Gruppen randomisiert (»gesunde Ernährung« [u. a. viel Obst, Gemüse] und die Vergleichsgruppe ohne »Ernährungsintervention«) und auf zahlreiche Herz-Kreislauf-Erkrankungs-Parameter untersucht wurden. Im Jahr 2006 erschien diese Studie in einem der wissenschaftlichen Top-3-Journale, im JAMA [1]. Prof.

Ingrid Mühlhauser, Gesundheitswissenschaftlerin an der Uni Hamburg und Vorsitzende des Deutschen Netzwerks Evidenzbasierte Medizin, konstatierte dazu klar: »Die einzige wirklich gute Studie, mit einer großen Teilnehmerzahl und über acht Jahre hinweg, hat ergeben, dass es völlig egal ist, wie sich die Probanden ernährt haben. Krebs, Herzinfarkt, Schlaganfall, Diabetes – alles gleich.« Seitdem ist keine vergleichbar gute Ernährungsstudie erschienen ...

Besuchen Sie einmal die Website *www.tylervigen.com* – hier finden Sie die verrücktesten Korrelationskonstrukte, die über jeden Zweifel erhaben sind, um folgende Kernbotschaft klar und deutlich zu vermitteln: Ein Faktor muss nicht Ursache des anderen sein – auch wenn beispielsweise ein sinkender Margarineverzehr mit niedrigen Scheidungsraten korreliert, weil man vielleicht denken könnte, Mann und Frau würden sich im Bunde der Ehe nicht mehr »die Butter vom Brot nehmen« ...

Keine Frage, natürlich gibt es Kausalzusammenhänge von Gesundheit und Krankheit mit Ernährung ... Es wäre ja auch vermessen und biologisch-physiologisch dumm, das abzustreiten, denn dafür sind Essen und Ernährung viel zu elementar. Essen hält Leib und Seele zusammen. Mehrfach »unser täglich Brot« zu essen ist de facto das elementarste (Trieb-)Verhalten zur Lebenserhaltung überhaupt. Ohne Essen sterben wir – klare Kausalevidenz! Aber: Die von ideologisch motivierten Betonköpfen mit Inbrunst »ersehnten« ursächlichen Zusammenhänge mit »gesunder Ernährung(sphilosophie)« sind nicht evaluierbar, nicht messbar, nicht (kausal) fixierbar – einfach, weil das gesamte System der Ernährung zu individuell und hochkomplex ist und die nötigen Studien schlicht und einfach nicht durchführbar sind – weder heute noch morgen. Und das ist sowohl für das Selbstverständnis des ernährungswissenschaftlichen Systems als auch für die »Essgläubigen der kulinarischen Diaspora« nicht akzeptabel. Ergo wird überhöht, fantasiert und Wunschdenken zur Wahrheit stilisiert – damit das Mantra lautet: »Wir wissen Bescheid und sagen euch, was ihr zu tun und zu lassen habt. Also hört auf uns, wenn euch eure Gesundheit lieb ist!«

Doch dabei muss die Gretchenfrage lauten: Was ist denn überhaupt »gesund«? Was einem nicht schmeckt, was man nicht gut verträgt, was einem auf den Magen schlägt, das kann nicht gesund sein. Ergo kann es keine »gesunde Ernährung für alle« geben, denn jeder Mensch hat unterschiedliche Vorlieben und Abneigungen, bedingt durch die Gene, seinen individuellen Stoffwechsel und phasenabhängigen Lebensstil. Die eine isst gern Fisch, der andere muss von dem Geruch schon fast erbrechen. Der eine verträgt sehr viel Rohkost und unverdauliche Ballaststoffe, der andere bekommt davon fiese Blähungen, einen Wölbewanst, Krämpfe und Schmerzen ...

Dass diese Meinung keine »exotische Exklusivsicht« der Autoren dieses Buchs widerspiegelt, das verdeutlicht klar und unmissverständlich die konzertierte Meinung zahlreicher internationaler Wissenschaftler, die Sie im kommenden Kapitel lesen werden ...

Quellen

[1] Howard et al. Low-fat dietary pattern and risk of cardiovascular disease: the Women's Health Initiative Randomized Controlled Dietary Modification Trial. JAMA. 2006 Feb 8;295(6):655–66.

4

Klare Kante! 20 Wissenschaftler: 1 Wahrheit

Ernährungsforschung gleicht dem Lesen aus einer Kristallkugel. Klingt hart, aber muss man objektiv-ideologiefrei (leider) so sehen. Warum, das wissen Sie nach den ersten Seiten dieses Buchs. Und das wissen auch die unabhängigen 20 Wissenschaftler überwiegend aus dem D/A/CH-Raum, die jetzt zu Wort kommen: Deren Einzelstatements sind schon eindeutig unzweideutig – jedoch erst zu einer Stimme konzertiert und in Zusammenhang gebracht, wird klar: Es kann hier keine zwei Meinungen geben. Das sehen die zahlreichen powersellenden Essinfluencer, Ernährungspäpste/-innen & -gurus natürlich ganz anders, aber – bilden Sie sich bitte Ihr eigenes Urteil, um künftig die wild blubbernden postfaktischen Filterblasen ganz schnell zum Platzen zu bringen.

»Bemitleidenswerte Ernährungsforschung«

Der desolate Zustand oecotrophologischer Forschung ist in der Fachwelt schon lange bekannt. So erklärte der damalige Direktor des Deutschen Cochrane-Zentrums, das die Qualität wissenschaftlicher Studien bewertet, Prof. Gerd Antes, bereits 2011: »Die Ernährungswissenschaften sind in einer bemitleidenswerten Lage. Studien in diesem Bereich sind von vielen unbekannten oder kaum messbaren Einflüssen abhängig. Deswegen gibt es immer wieder völlig widersprüchliche Ergebnisse.« [1] Und das liegt nicht nur an den massiven methodischen Mängeln, sondern auch daran, und das sei ein »wesentlicher Faktor, dass das Ganze überlagert ist von Überzeugungen, Glauben, Ideologien und – last not least – von massiven Interessenkonflikten«, so Antes. [2]

Nur ein Jahr später, 2012, ergänzte sein »Studienbewertungskollege« vom staatlichen IQWiG (Institut für Qualität und Wirtschaftlichkeit im Gesundheitswesen), Dr. Klaus Koch, zur Kernschwäche von Ernährungsbeobachtungsstudien: »Epidemiologische Studien können normalerweise keine Beweise liefern. Punkt.« [3] Daher ist für Prof. Gabriele Meyer, ehemalige Vorsitzende des DNEbM e. V. (Deutsches Netzwerk Evidenzbasierte Medizin) und aktuell Mitglied im Sachverständigenrat von Bundesgesundheitsminister Jens Spahn, klar: »Beobachtungsstudien sind nicht geeignet, präventive oder therapeutische Empfehlungen abzuleiten.« [4] Meyers Nachfolgerin als Vorsitzende des DNEbM e. V. (2015–2017), Prof. Ingrid Mühlhauser, Gesundheitswissenschaftlerin an der Uni Hamburg, erklärte Mitte 2016: »Beobachtungen, auch groß angelegte, sind keine ausreichende Grundlage für eine moderne Medizin.« [5] Einer der Gründe: Beobachtungsstudien liefern ausschließlich Korrelationen (statistische Zusammenhänge), jedoch niemals Kausalitäten (Ursache-Wirkungs-Beziehungen/Beweise). »Zusammenhänge zu beobachten heißt noch nicht, Ursachen zu erkennen«, so Mühlhauser [5] und sie erläutert: »Das Problem bei allen Ernährungsstudien ist die Methodik. Eine Pharmastudie ist verblindet und Placebo-kontrolliert. Aber Sie wissen ja, was Sie gegessen haben. Meistens wird einfach nur nachträglich gefragt, was gegessen wurde. Die einzige wirklich gute Studie, mit einer großen Teilnehmerzahl und über acht Jahre hinweg, hat ergeben, dass es **völlig egal** ist, wie sich die Probanden ernährt haben. Krebs, Herzinfarkt, Schlaganfall, Diabetes – alles gleich.« Und weiter: »Gerade bei den ernährungsmedizinischen Fragen sind die meisten Studien einfach Wissenschaftsmüll.« [6]

Prof. Dirk Haller, Leiter des Lehrstuhls für Ernährung und Immunologie am Wissenschaftszentrum Weihenstephan (WZW) und Direktor des ZIEL – Institute for Food & Health, eines interdisziplinären Zentralinstituts der Technischen Universität München, erklärte das »Forschungsfeld Ernährung« im Jahr 2017 wie folgt: »Im Moment ist eine ganz große Korrelationsära in diesem Feld – und die Tatsache, dass es korrelativ ist, bedeutet, dass man eigentlich **sehr wenig** sagen kann.« [7]

Aber die »korrelative Tatsache« ist nur eine der zahlreichen massiven Limitierungen der Ernährungsforschung, die keine validen, ernst zu nehmenden Aussagen zulassen. Hinzu kommt beispielsweise noch ein wahrhaft fundamentales Problem – die unüberprüfbare Datengrundlage, auf der Ernährungsstudien durchgeführt werden: Denn die Mengen verzehrter Lebensmittel basieren stets auf den unüberprüfbaren Eigenangaben der Probanden – das bedeutet, niemand weiß, ob diese Daten wahr sind oder nicht. Prof. Susan Jebb, Ernährungswissenschaftlerin an der Universität Oxford, die mehr als zehn Jahre Chefberaterin mehrerer britischer Regierungen zum Thema Ernährung und Übergewicht war, erklärt es als Frau vom Fach etwas zurückhaltender, aber nicht minder klar: »Eines der großen Probleme hier ist, dass man dadurch, dass man Leute fragt, was und wieviel sie gegessen haben, nicht unbedingt die Wahrheit erfährt.« [8]

Klartext-Publikationen in Wissenschafts-Journalen

Auch in zahlreichen wissenschaftlichen Publikationen wurde jüngst immer wieder auf die systemimmanente Kernschwäche der Ernährungsforschung hingewiesen: Viele ihrer Ergebnisse seien »völlig unglaubwürdig« – und auch eine »weitere Million Beobachtungsstudien« würde keine endgültigen Lösungen liefern. [9] Aufgrund zahlreicher Schwächen dieser Untersuchungen werden Politiker zu »größerer Vorsicht bei Ernährungsempfehlungen« aufgefordert, da diese primär auf Beobachtungsstudien basieren, die nicht durch klinische Studien bestätigt wurden. [10] Prof. Peter Nawroth, Direktor Innere Medizin, Universitätsklinikum Heidelberg, konstatiert klar, dass bei keinem Patienten mit Diabetes, Krebs oder Herz-Kreislauf-Erkrankungen ein Arzt diagnostizieren könne: »Sie haben zu wenig Obst und Gemüse gegessen«, oder: »Sie haben zu viel Fleisch gegessen und zu viel Fruchtsaft getrunken.« Das sei nicht möglich. »Ein kausaler Rückschluss der Erkrankungsgeschichte auf ein spezielles Essverhalten ist nur in extremen Einzelfällen möglich, in der Regel lässt sich dazu nichts sagen«, erklärt Nawroth. Auch eine »Vorbeugung von Volkskrankheiten mittels spezieller Ernährungsempfehlungen« durch Ärzte sei medizinethisch nicht vertretbar, denn dafür fehlten die wissenschaftlichen Belege.

»Nicht genügend wissenschaftliche Evidenz«

Dementsprechend war es nur eine Frage der Zeit, bis im Februar 2016 Prof. Peter Stehle, Präsidiumsmitglied der DGE e. V. (Deutsche Gesellschaft für Ernährung), öffentlich klarstellte, dass die Ernährungsforscher ein Problem haben: »Wir können nicht genügend wissenschaftliche Evidenz liefern.« Denn das sei »tatsächlich schwierig, das Liefern von Belegen«. Die beobachteten Ergebnisse der Ernährungsforschung seien daher »argumentativ natürlich sehr, sehr schwach. Aber das war immer so und wird so bleiben.« Denn zu diesen Studien, die harte Evidenz, also Beweise für beispielsweise gesunde Ernährung, liefern, erklärt Stehle: »Solche Interventionsstudien wird es nie geben.« Auch auf die Frage, wie hoch der Einfluss der Ernährung auf die Gesundheit (Verfassung) ist, spricht Stehle Klartext: »Das lässt sich nicht quantifizieren. Niemand weiß das.« [11]

Sein Kollege Prof. Manfred J. Müller, ehemaliger Leiter des Instituts für Humanernährung an der Universität zu Kiel, erläutert en détail: »Kein Wissenschaftler kann Ernährung genau messen. Das wiederum bedeutet: Alle in den letzten 20 bis 30 Jahren publizierten Beobachtungsstudien zu den Zusammenhängen zwischen Ernährung und Gesundheit/Krankheit waren und sind fragwürdig. Es könnte also sein, es könnte aber auch nicht sein. Wenn diese Ergebnisse dann in die Öffentlichkeit gelangen, dann ist das sehr schade, denn: Diese Ergebnisse besagen ja nichts.« Einer der vehementesten Kritiker der »Glaskugel Ernährungsforschung« ist Prof. John P. A. Ioannidis, Stanford University, der im August 2018 Klartext redete: Ernährungsstudien seien voll von methodischen Mängeln und daher nicht aussagekräftig. Ergo empfiehlt er den Autoren von Ernährungsstudien: Nochmals von vorn anfangen! [12]

»Gesunde Ernährung? Kann man nicht so genau definieren«

Ach, wie gut, dass jemand weiß, warum das niemand weiß. So erklärte der Wissenschaftliche Vorstand des DIfE (Deutsches Institut für Ernährungsforschung), Prof. Tilman Grune, im August 2016: »Gesunde Ernährung kann man gar nicht so genau definieren.« [13] Sein Kollege Prof. Achim Bub vom Max Rubner-Institut (MRI), dem Bundesforschungsinstitut für Ernährung und Lebensmittel in Karlsruhe, stellte nur einen Monat später klar: »Wir wissen herzlich wenig über Ernährung.« [14] Dr. Walter Burghardt, Ernährungsmediziner am Universitätsklinikum Würzburg und Vorstandsmitglied im Bundesverband Deutscher Ernährungsmediziner, konkretisierte kurz danach: »Wissen wir denn tatsächlich so genau, was wir brauchen? So weit ist die Medizin noch nicht.« [15] Dieses Kernproblem des »fehlenden Wissens« ist grenzübergreifend bekannt und benannt: »Einerseits wird ständig propagiert, wie wichtig eine gesunde Ernährung ist. Auf der anderen Seite hat die Ernährungswissenschaft bis heute keine schlüssigen Studien für die optimale Ernährung vorgelegt«, mahnte Prof. Jürgen König, Leiter Ernährungswissenschaften, Universität Wien, im Oktober 2016. [16] Sein österreichischer Kollege Prof. Gerald Gartlehner, Leiter des Departments für Evidenzbasierte Medizin (EbM) der Donau-Uni Krems, erklärt die zwei wesentlichen Gründe für diesen Mangel an schlüssigen Studien: »Gute Ernährungsstudien sind sehr schwierig durchzuführen, da viele unterschiedliche Faktoren einen Einfluss haben und das Ergebnis verzerren können. Wir wissen etwa, dass Menschen, die sich ausgewogen ernähren, auch eher Sport treiben und mehr auf ihre Gesundheit achten. Zudem fehlt es in diesem Bereich an finanzieller Power.« [17] Und so fragte die *FAZ* zu Recht: Was ist denn nun wirklich ein gesundes Essen für den Normalbürger? »Tatsächlich weiß das auch heute niemand«, erklärte der Ernährungsmediziner Prof. Hans Konrad Biesalski von der Universität Hohenheim im September 2017. [18]

»Folgen Sie dem Gespür für den eigenen Körper«

Dementsprechend dünn ist auch das Fazit zu gesunder Ernährung von Experten der Hochschule Fulda. So erklärt Prof. Christoph Klotter: »Meiner Meinung nach kann heutzutage ohnehin keine allgemeine Ernährungsempfehlung mehr ausgesprochen werden. Jeder Organismus verstoffwechselt Nahrung unterschiedlich.« Und weiter: »Es ist schwierig, genau zu sagen, was gesunde Ernährung ausmacht und was nicht. Viele vermeintliche Erkenntnisse sind ins Schwanken geraten ... Daher können wir nicht sagen, was alle Menschen unbedingt zu sich nehmen sollen.« Klotter ergänzte im Februar 2020: »Neuere Forschungsergebnisse deuten darauf hin, dass es gar keine allgemeingültige gesunde Ernährung gibt. Der Stoffwechsel ist von Mensch zu Mensch sehr individuell. Manche reagieren auf Tomaten mit einem Insulinanstieg. Es gibt Empfehlungen und Faustregeln, aber jeder muss für sich erkennen, was ihm guttut. ›Die gesunde Ernährung‹ gibt es nicht mehr. Die Ernährungswissenschaft ist da furchtbar zerstritten.« [19; 20; 21] Bestätigung kommt aus den USA: »Jeder Mensch reagiert anders auf bestimmte Speisen. Und damit ist klar, dass man nicht eine einzige Ernährung für alle empfehlen kann«, erklärt Prof. Eric Topol, Kardiologe und Direktor des amerikanischen Scripps Research Translational Institute. [22]

Für Haller ist es daher das »Gebot der Stunde«, überhaupt keine spezifischen Ratschläge in Sachen gesunder Ernährung zu geben. [7] Statt Regeln empfiehlt Klotter: »Wenn jeder für sich herausfindet, was gut für ihn ist, finde ich das fantastisch.« [19; 20] Seine Fuldaer Hochschulkollegin Prof. Jana Rückert-John ergänzt: »Was am Ende dann bleibt, ist, sich ausgewogen zu ernähren.« Dabei solle man von allem essen und die »Lust und den Spaß am Essen im Zuge des ganzen Gesundheitswahns nicht verlieren«. [23] Wie einfach das geht, erläuterte Dr. Margareta Büning-Fesel, Leiterin des Bundeszentrums für Ernährung, im Mai 2016: »Ich bin überzeugt davon, dass jeder Mensch in der Lage ist, die für ihn beste Ernährung für sich zu entdecken. In erster Linie sollte man dabei seinem Geschmack folgen. Und dem Gespür für den eigenen Körper.« [24] Im März 2017 ergänzte Büning-Fesel die eigentliche Gretchenfrage, und »die sollte sein: Was ist gut für mich – und was nicht?« [25] Hingegen sollten »gesundheitsbezogene Aussagen über Ernährung stets mit einer gesunden Portion Skepsis betrachtet werden«, so Dr. Rainer Spenger, Geschäftsführer des österreichischen Vereins für Konsumenteninformation (VKI). [17] Prof. König brachte es Ende Mai 2017 auf den Punkt: »Wer ein bisschen über seine Ernährung nachdenkt, braucht keine Ernährungspyramide, sondern nur den gesunden Hausverstand.« [26] Seine Schweizer Kollegin Prof. Christine Brombach, ZHAW

Zürcher Hochschule für Angewandte Wissenschaften, liefert dazu die passende praktische Empfehlung: »Essen Sie, was Sie wollen, aber in vernünftigen Mengen.« [27]

Fassen wir kurz zusammen: Aus diesen statistischen Zusammenhängen, resultierend aus Beobachtungsstudien, die keine praktische Relevanz haben, Ernährungsregeln abzuleiten, das ist äußerst fragwürdig – besonders wenn es um die Therapie und Vorbeugung (Präventivmedizin) von Erkrankungen geht. Denn hier sind wissenschaftliche Evidenzen essenziell: »Für alle Maßnahmen oder Empfehlungen muss aus ethischen Gründen belegt sein, dass die Wahrscheinlichkeit des Nutzens größer ist als die des Schadens«, erläutert Prof. Nawroth. »Beobachtungsstudien können das nicht, denn sie liefern keine Belege, sondern nur Hypothesen, nicht mehr.«

Ernährungsregeln »unwissenschaftlich und durch nichts belegt«

In einer Pressemeldung des SWR zur Sendung »Gesunde Ernährung – was dürfen wir alles essen?« (7. November 2018) stellt die Redaktion klar: »Alle glauben zu wissen, was wirklich gesund ist – vitaminreiches Obst und Gemüse, möglichst fünfmal täglich, wenig Fett und vor allem keine tierischen Fette und dazu Vollkornprodukte. Auch die staatlich finanzierte Deutsche Gesellschaft für Ernährung (DGE) empfiehlt diese Ernährungsregeln. Diabetesforscher Prof. Peter Nawroth von der Uniklinik Heidelberg aber ärgert sich über deren Stellenwert in der Gesellschaft: ›unwissenschaftlich und durch nichts belegt‹ lautet sein Fazit. Die Bedeutung von gesunder Ernährung für ein längeres, gesünderes Leben wird aus seiner Sicht völlig überschätzt, die Empfehlungen in Sachen Vollkorn, Fett oder Vitamine hält er für ›totalen Blödsinn‹. Er sagt: ›Im Grunde wissen wir nicht, wie viel exakt nötig ist. Müssen wir aber auch gar nicht. Denn außer sehr schwer kranken Menschen, Krebspatienten zum Beispiel, leidet niemand bei uns an Vitaminmangelerscheinungen. Das, was wirklich etwas ausmacht, für die Gesundheit der Menschen, ist die Menge, die sie essen. Krank macht sie, wenn sie viel zu viel essen. Was sie essen, ist eigentlich ziemlich egal.‹« Klare Ansage.

Schwarze Strümpfe verlängern das Leben!?

Unterstützung erhalten die genannten Medizinexperten von Prof. Walter Krämer, Professor für Wirtschafts- und Sozialstatistik an der Technischen Universität Dortmund. Für ihn sind die zahlreichen Erkenntnisse aus Beobachtungsstudien »mit großer Wahrscheinlichkeit gar nur Artefakte einer schlampig ausgewerteten Statistik«. Da nutzt auch ein häufiges Instrument der »Datenbereinigung« nichts: das Herausrechnen möglicher ergebnisverzerrender Störfaktoren (Confounder), um die statistische Beziehung eines einzelnen Faktors als »Ursache der Wirkung« zu isolieren. So werden beispielsweise die Lebensstilfaktoren der Probanden um Alkoholkonsum, Sport, Gewicht und Rauchen »bereinigt«, damit die Forscher z. B. den Zusammenhang zwischen »Gemüsekonsum und Lebenserwartung« isolieren können. Das Ziel dieser Datenwäsche sind klarere Aussagen, sodass die bereinigten Faktoren keine Rolle mehr beim Studienergebnis spielen, sondern nur noch der Gemüsekonsum als Ursache in Frage kommt. Diese statistischen Rechenspiele schärfen zwar eine Korrelation (Zusammenhang), liefern aber trotzdem niemals eine Kausalität (Beweis). »Sie können genauso gut die Daten von Beobachtungsstudien derart bereinigen, dass Sie einen klaren Zusammenhang zwischen der Strumpffarbe und der Lebensdauer herausrechnen. Das macht diese Korrelation jedoch genauso wenig glaubhaft und bedeutsam wie der gleiche Bezug zwischen Gemüsekonsum und Lebenslänge«, erklärt Statistikexperte Krämer. Denn angesichts des hohen Komplexitätsgrads und damit der unendlich vielfältigen Faktoren, die ein Menschenleben beeinflussen, können Ernährungsepidemiologen letztlich nie genug Variablen berücksichtigen. Vielleicht ist das einer der Gründe, weshalb die sieben großen oecotrophologischen D/A/CH-Institutionen die generelle Einteilung in gesunde und ungesunde Lebensmittel einstimmig ablehnen (siehe Kapitel »Das Ende der gesunden Lebensmittel«). Ein wichtiger Schritt in die richtige Richtung …

Das Wichtigste

Beobachtungsstudien können keine Beweise für gesunde Ernährung erbringen, weil sie nur Korrelationen (Zusammenhänge), aber niemals Kausalitäten (Beweise) liefern! Dafür liefern sie aus Sicht der *Ärzte Zeitung* im September 2018 etwas ganz anderes, und zwar einen »sozialen« Wert: »Studien zum Einfluss der Ernährung haben zwar einen geringen wissenschaftlichen Wert – dafür sind sie methodisch in der Regel einfach zu schlecht. Aber sie liefern immerhin einen gewissen Unterhaltungswert und eignen sich damit für den nächsten Party-Small-Talk. Schließlich spekulieren viele Menschen leidenschaftlich gerne darüber, welche Diät die gesündeste ist.«

WARUM ERNÄHRUNGSSTUDIEN KEINE BEWEISE LIEFERN

Ernährungsforschung kann keinerlei Kausalevidenz liefern, weil wesentliche Voraussetzungen im Studiendesign dafür nicht erfüllt werden. Die relevanten Limitierungen, die oecotrophologische Studien auf Kristallkugelniveau »downgraden«, sind:

Beobachtungsstudien – das Fundament der Ernährungsforschung. Diese Studien, auf denen das gängige Ernährungs(halb)wissen basiert, können keine Beweise (Kausalitäten) liefern, sondern nur vage Vermutungen und Hypothesen, abgeleitet von schwachen Korrelationen.

Korrelationen – statistische Zusammenhänge, über deren tatsächliche Verbindung man nichts weiß. Bsp.: Rotweintrinker leben länger. Liegt es am Rotwein oder am »Rest« des Lebensstils, weil diese Menschen mehr Geld haben, eine bessere Gesundheit, höhere Jobs etc.? Eine Korrelation liefert keine Kausalität!

Kausalität – Ursache-Wirkungs-Beziehung, die Mangelware der Oecotrophologie schlechthin. Ein einfaches Beispiel: Skorbutkranke haben einen Vitamin-C-Mangel. Gleicht man diesen aus, verschwindet die Erkrankung vollständig. Ursache: Vitamin-C-Mangel → Wirkung: Skorbut.

Harte klinische Endpunkte – Kausalevidenz für die entscheidenden Forschungstargets (die harten klinischen Endpunkte) wie Herzinfarkte, Schlaganfälle, Krebs oder Lebenserwartung können nur hochwertige Studien liefern. Diese existieren in der Ernährungswissenschaft nicht – und sie wird es auch niemals geben. Stattdessen müssen sich die Essforscher mit Surrogatparametern begnügen.

Surrogatparameter – Das sind Ersatzwerte wie Blutdruck oder Blutwerte. Sie sind schwach in ihrer begrenzten Aussagekraft und liegen zudem meist nur als Korrelationen vor.

Randomisierung – einer der wichtigsten Studienfaktoren: das zufällige Verteilen der Menschen in die Studiengruppen, damit diese vergleichbar sind. Im Bereich der »großen Ernährungsfragen« ist die Randomisierung jedoch unrealistisch bis unmöglich, denn: Es ist nicht umsetzbar, von einer zufällig zusammengewürfelten Gruppe eine bestimmte Ernährungsweise zu fordern und zu erwarten, dass die Teilnehmer sich über die erforderlichen **Jahre bis Jahrzehnte** daran halten. Würde man beispielsweise wissen wollen, ob vegetarische Ernährung gesünder ist als »Alles-Essen«, und teilte die Probanden demnach zufällig in diese beiden Gruppen auf, welcher Steak-Freund würde da schon gern hören: »Alea iacta est – die Würfel sind gefallen: Sie sind in die vegetarische Gruppe gelost worden und dürfen jetzt fünf Jahre lang während der Studienlaufzeit kein Fleisch essen«? Umgekehrt will man sich den Aufschrei der Empörung gar nicht vorstellen: Ein Vegetarier wird in die Allesesser-Gruppe randomisiert. Hinzu kommt ...

Placebo – ... Placebo-Fleisch wäre auch noch nötig, aber das gibt es ebenfalls nicht. Generell existiert kein einziges Placebo-Lebensmittel – und damit gibt es auch keine Placebogruppe als Studienarm. Sehr arm. Denn damit ließe sich die Wirksamkeit einer Intervention am besten erforschen.

Verblindung/doppelblind – Weder der Arzt respektive Studienleiter noch die Probanden (Studienteilnehmer) wissen, ob sie in der Interventions-, der Vergleichs- oder in der Placebogruppe sind. Das erhöht die Wahrscheinlichkeit echter Ergebnisse, weil keine Erwartungen & Wünsche in die Studie hineininterpretiert werden (was die Ergebnisse in der Regel verfälscht). Ernährungsforschung bleibt auch hier leider ein Blindflug, denn weder die Einfach- noch eine Doppelverblindung ist auf dem Teller möglich.

Fehlende Dosis-Wirkungs-Beziehung – In den meisten Studien zeigt sich eine sogenannte J- oder U-Kurve, d. h., beispielsweise die Menschen mit hohem Wurstverzehr sterben früher als die mit moderatem Konsum. Es liegt demnach keine aussagekräftige und auf Kausalität hindeutende Dosis-Wirkungs-Beziehung vor, bei der mit steigendem Verzehr ein wachsendes Risiko einhergehen müsste.

»Wachsweiches« Datenfundament – Die Mengen an verzehrten Lebensmitteln, also die Studiengrundlage, basieren stets auf den unüberprüfbaren Eigenangaben der Probanden. Und hier weiß man: Es wird gern geschummelt, die Antworten sind (fast) nie 100 % ehrlich, Stichwort »Underreporting« – aus Gewissensgründen wird gern mehr vermeintlich »gesunde Kost« angegeben, dafür werden die »bösen« Lebensmittel nach unten »korrigiert«. Ergo: Man kann allein die Datengrundlage schon nicht ernst nehmen, denn sie ist alles andere als valide. Und oftmals wird diese nur ein einziges Mal zu Beginn einer Studie abgefragt, die zehn Jahre oder länger läuft. Grundsätzlich herrscht bei der Erhebung der Daten »Kraut & Rüben«, ein standardisiertes, international anerkanntes Verfahren existiert nicht, daher kocht jeder sein eigenes »Datenerhebungssüppchen«.

Confounder – die »berühmt-berüchtigten« Störfaktoren, die einen unerwünschten verzerrenden Einfluss auf die Ergebnisse von Beobachtungsstudien haben. Also beispielsweise Lebensstilfaktoren wie Sex, Geld, Freizeit und allerlei emotional und sozial Zwischenmenschliches, aber auch »Banales« wie Sonneneinstrahlung und Frischluftqualität in unterschiedlichen Studienländern – das alles beeinflusst und verfälscht die Ergebnisse (teils massiv), wird jedoch nicht in den Fragebögen erfasst. Die Studiendesigner nutzen zwar diverse statistische Methoden, um diese Verzerrungen herauszurechnen. Jedoch weiß keiner sicher, welche dieser Faktoren in welcher Art die Ergebnisse verfälschen.

Publikationsbias – die Schieflage der Veröffentlichungen. Die Studienlage hat massive Schlagseite, denn die Papers, die zu zeitgemäßen, gesellschaftlich akzeptierten Ergebnissen kommen, werden wahrscheinlicher publiziert als diejenigen, die genau das Gegenteil beobachten. Beispiel: Zwei Studien untersuchen den Zusammenhang von rotem Fleisch und Herzinfarkt. Nur eine davon beobachtet eine positive Korrelation, also »je mehr böses Steak, desto mehr Herzinfarkte«, so wird wohl diese Arbeit eher veröffentlicht – und die andere, die nichts oder gar eine inverse Korrelation ergeben hat, die verschwindet in der Schublade.

Aufgrund all dieser Limitierungen existiert bis heute keine einzige klinische Studie nach höchsten EBM (Evidence-Based Medicine)-Kriterien, die auch nur einen einzigen harten Endpunkt kausal belegen konnte. Es gibt Myriaden an Korrelationen, kleine, schwache, kurze RCTs (Randomised Clinical Trials), Mäusestudien, die allesamt stets nur Surrogatparameter bewerten (können). Schlaganfälle, Herzinfarkte, Krebs, Mortalität als harten Endpunkt für irgendeine Ernährungsweise respektive einzelne Lebensmittel oder gar einzelne Inhaltsstoffe kausal belegt? Null. Interessant ist in diesem Zusammenhang, dass selbst die DGE (Deutsche Gesellschaft für Ernährung) im November 2019 öffentlich klar konstatierte, dass auch in Zukunft Studien zur Ermittlung von Kausalevidenz nicht zu erwarten seien: **»Es ist jedoch zu berücksichtigen, dass im Ernährungsbereich für Lebensmittelempfehlungen andere Wege beschritten werden müssen als auf die Studien zu hoffen, die in der Praxis nicht durchführbar sind …«**

»Radikalreform« der Ernährungsforschung – quo vadis, Oecotrophologie?

Rufen Sie sich kurz die Statements der 20 D/A/CH-Wissenschaftler ins Gedächtnis: Viele Ergebnisse der Ernährungsforschung seien »völlig unglaubwürdig« – und auch eine »weitere Million Beobachtungsstudien« würde keine endgültigen Lösungen liefern. Aufgrund zahlreicher Schwächen dieser Untersuchungen werden Politiker zu »größerer Vorsicht bei Ernährungsempfehlungen« aufgefordert, da diese primär auf Beobachtungsstudien basieren, die nicht durch klinische Studien bestätigt wurden.

Diese Aussagen liefern den Grundstein für die folgende Publikation im renommierten European Journal of Nutrition, in dem niederländische (Ernährungs-)Wissenschaftler im Juli 2017 hart mit ihrem Forschungszweig ins Gericht gingen: »Capable and credible? Challenging nutrition science«. Sie stellen demnach nicht nur die Frage in den Raum, ob Ernährungsforschung noch »fähig und glaubwürdig« ist, sondern beantworten sie im Titel der Publikation gleich selbst: Es ist eine sehr, sehr schwierige Herausforderung, den beiden Attributen gerecht zu werden, denn die Forscher konstatieren ...

»Ernährungswissenschaft ...

... scheint in einer Krise zu stecken ...

... sieht sich mit öffentlicher Zurückhaltung konfrontiert, ihren wissenschaftlichen Ergebnissen Vertrauen zu schenken ...

... trifft auf systemimmanente Grenzen ...

... blickt den Limitierungen ihrer Fähigkeiten und ihrer Glaubwürdigkeit entgegen, die ihren gesamtgesellschaftlichen Wert behindern/schmälern ...

... ist in einem Teufelskreis gefangen ...«

Das ist Klartext. Auch die Holländer haben klar erkannt, dass der »Oecotrophologiekarren« in einer Sackgasse mit Vollkaracho gegen die Wand brettert (und dort zerschmettert?). Dementsprechend fordern die Autoren ihre Wissenschaftskolleg(inn)en fachübergreifend auf, sich daran zu beteiligen, die massiven Limitierungen aufzuzeigen und offen anzusprechen, um einen Weg aus der ausweglosen Situation, aus der Totalblockade, aus dem Stillstand zu finden (»... escape the current deadlock ...«). Dazu führen sie im Anschluss zahlreiche Ebenen auf, auf denen die »Neo-Oecotrophologie« Lösungen erarbeiten muss, um zukunftsfähig zu bleiben. Ihr Fazit lautet:

»Ernährungsforschung muss aktiv nach neuen, innovativen Konzepten suchen, um die Auswirkungen der Ernährung auf die Gesundheit des Menschen im realen Leben künftig ganz genau zu analysieren – und das in Zusammenarbeit mit anderen Wissenschaftsdisziplinen als ›Co-Creators‹ einer neuen Ernährungswissenschaft. Die Neuerfindung der Ernährungswissenschaft wird ein Experiment im echten Leben.«

Ins gleiche Horn bläst der Ihnen bereits bekannte renommierte Gesundheitswissenschaftler Prof. John P. A. Ioannidis von der Stanford University in seinem im JAMA publizierten Standpunkt *The Challenge of Reforming Nutritional Epidemiologic Research:* Er kritisiert die Ernährungsforschung erneut unmissverständlich scharf wegen ihrer »Korr zu Kausa«-Mentalität und fordert einen Total-Relaunch dieses Forschungszweigs. »Das sich abzeichnende Bild der Ernährungsepidemiologie ist nur schwer mit guten wissenschaftlichen Prinzipien in Einklang zu bringen. Das Feld braucht eine radikale Reform!«

En détail führt er folgende Gründe – Limitierungen – auf, die zeigen, in welch willkürlich-wahllosem und nichtssagendem »Gewand der Wissenschaft« die Ernährungsforschung die Öffentlichkeit blendet, und die diesen alternativlosen Neustart erforderlich machen:

> In aktuellen Metaanalysen prospektiver Kohortenstudien (Beobachtungsstudien) korrelierten nahezu alle Lebensmittel signifikant mit dem Sterberisiko.
>
> Die Studienautoren verwenden oftmals »Kausalsprache« in der öffentlichen Kommunikation ihrer ausschließlich korrelierenden Beobachtungsforschung.
>
> Selbst wenn die Forscher ihre Kausalformulierungen mit Vorbehalten garnieren, vermitteln die Medien trotzdem Kausalbotschaften.
>
> Der Forschungszweig krankt sowohl an immensem Confounding (Störfaktoren) und Bias (Verzerrungen) als auch an selektiver Darstellung der Ergebnisse.
>
> Oftmals werden aus einer Kohorte (Studiengruppe) nur »ausgewählte Datenscheibchen« veröffentlicht und mit einer Selektivbotschaft kommuniziert, ohne auf die weiteren/alle Ergebnisse dieser Kohorte hinzuweisen (die die Selektivaussagen relativieren/neutralisieren können).
>
> Keine derzeit verfügbare Kohorte bietet ausreichend Information zum Ausschluss der Confounder bei Ernährungskorrelationen. Die Selbstangaben der Probanden sind fehlerhaft.
>
> Menschen konsumieren tausende chemischer Verbindungen in Millionen möglicher Kombinationen (in mehr als 250.000 unterschiedlichen Nahrungs-/Lebensmitteln) und unterschiedlichen Zubereitungsformen bei individueller Genetik, Stoffwechsel, Alter und Umweltbedingungen.

> Wie will man aus dieser hohen Komplexität der diversen Variablen Kausalaussagen zu einzelnen Lebensmitteln oder gar Inhaltsstoffen (Kohlenhydrate, Fett) extrahieren? Herausfordernd – wenn nicht gar unmöglich!
>
> Ernährungsepidemiologie an sich ist und bleibt unzuverlässig/unglaubwürdig.
>
> Ungeachtet aller wichtigen Limitierungen und Mängel/Unzulänglichkeiten der Ergebnisse von Ernährungsbeobachtungsstudien werden ebendiese in zahlreichen anderen Publikationen immer weiter zitiert.
>
> Ernährungsforschung könnte der öffentlichen Wahrnehmung von Wissenschaft i. A. schaden und verwirrt/verunsichert die Bevölkerung.
>
> Die Radikalreform der Ernährungsforschung ist längst (über-)fällig!
>
> Kritik an der Ernährungsforschung weitet sich aus.

In diesen Kontext fügt sich ein weiterer sehr lesenswerter, ausführlicher Artikel vom November 2019 ein, ebenfalls in *Spektrum der Wissenschaft* erschienen unter dem Titel »Was sollen wir essen?« und aus dem Englischen übersetzt vom *New Scientist* übernommen – ein paar der »Keyfacts« gerne nachfolgend kredenzt:

> Ernährungsempfehlungen? Im Grunde reicht es, dem gesunden Menschenverstand zu vertrauen ...
>
> Die Ernährungswissenschaft hat mit grundlegenden Problemen zu kämpfen ...

Einer wachsenden Zahl von Forschern zufolge ist die Ernährungswissenschaft so mangelhaft, dass wir nicht einmal ihren zentralen Empfehlungen vertrauen können ...

Auch in Bezug auf grundlegende Fragen, etwa ob wir fettarme oder kohlenhydratarme Lebensmittel essen sollen, ist sich das Feld uneins ...

Es ist unmöglich, zu sagen, wie stark Störfaktoren und Publikationsbias die Forschung verfälschen. Aber das Problem sei groß genug, um jeglicher Ernährungsberatung gegenüber skeptisch zu sein, sagt der Datenwissenschaftler Prof. John P. A. Ioannidis von der Stanford University in Kalifornien (den kennen Sie inzwischen) ...

Prof. Vinay Prasad von der Oregon Health and Science University geht sogar noch weiter und fordert, Beobachtungsstudien sollten vorerst eingestellt werden, bis die Probleme behoben sind ...

Von den rund eine Million Artikeln, die in der Ernährungswissenschaft veröffentlicht wurden, seien nur ein winziger Bruchteil – vielleicht ein paar hundert – große, qualitativ hochwertige, randomisierte Studien, sagt Ioannidis. Diese Studien finden entweder keinen oder einen viel kleineren Effekt als die Beobachtungsstudien – so klein, dass er praktisch bedeutungslos ist ...

»Es gibt keine randomisierten, kontrollierten Studien, in denen Vollkorn, Obst und Gemüse oder Ballaststoffe die Sterblichkeit, das Risiko für Herzinfarkte oder die Krebsrate beeinflussen«, sagt Prof. Louis Levy, Leiter der Ernährungsabteilung bei der Gesundheitsbehörde Public Health England ...

Was es jedoch en masse gibt, sind Studien mit Surrogatparametern, also den schwachen Ersatzwerten mit arg begrenzter Aussagekraft – und die liegen auch nur als Korrelationen vor, die gerne und oft statistisch schöngerechnet werden, um die passenden zeitgemäßen und gesellschaftlich akzeptierten Ergebnisse als »Kausalerkenntnisse« in die Lande zu posaunen. Das ist Standard, Usus, gang und gäbe.

Umso überraschender war es, dass die Cornell University Ende 2018 einen ihrer prominentesten Ernährungsforscher entlassen hat, nachdem das renommierte Topjournal JAMA sechs seiner Studien aufgrund starker wissenschaftlicher Zweifel zurückgezogen hatte. Die Erklärung ist amüsant: »Die Forscher haben bei den Analysen ihrer Daten so lange an den statistischen Formeln gedreht, bis etwas herauskam, das zu irgendeiner Ernährungshypothese passte, die sie dann aufstellten.« (Süddeutsche Zeitung) Aber, liebe JAMAner, das ist doch Standard in der Ernährungswissenschaft! Nur mittels ausgebuffter statistischer Datenmassagen und Zahlenknetereien bekommt man die gewünschten wachsweichen Korrelationen – die dann aber noch immer bis zum St.-Nimmerleins-Tag jegliche Kausalität schuldig bleiben werden. Und dafür flog nun ein Star-Professor von der Uni ... Bauernopfer?

Wer sicher nicht mehr als Bauernopfer herhalten muss, das sind die vermeintlich »ungesunden« Lebensmittel, die dick und krank machen sollen. Denn – man mag es kaum glauben – der Konsens in der Fachwelt ist einstimmig und unmissverständlich, was die kategorische Einteilung in gesunde und ungesunde Lebensmittel angeht ... und das, was Sie im nächsten Kapitel lesen werden, das weiß unser Körper evolutionär schon sehr lange, denn seine intuitive Auswahl der Lebensmittel kennt keine pseudowissenschaftlichen Kategorien »gesund oder ungesund« – sondern unser Organismus kennt nur seine ganz individuell-physiologischen Einteilungen resultierend aus seinem einzigartigen Stoffwechsel und der persönlichen Chronobiologie: also wann wir worauf Hunger haben. Dazu später mehr …

Klassenkampf der Ernährungsforscher: »Schlimmer als die Waffenlobby!«

Im Herbst 2019 ließ ein 14-köpfiges internationales Forscherkonsortium auf Basis von vier umfangreichen Metaanalysen eine mediale Bombe platzen: »Entwarnung für rotes Fleisch?«, fragte die *Süddeutsche Zeitung*. »Esst ruhig Fleisch – Fleischverzicht macht nicht gesund!«, konstatierte die *Frankfurter Allgemeine Zeitung*. Dito titelte *Spiegel Online*: »Esst ruhig weiter Fleisch!« Und die Studien allein waren nicht alles, was den Zorn der Pflanzenkostlobbyisten, Ernährungsberater und Gesundheitsapostel entfachte …

Denn die 14 Wissenschaftler verfassten flankierend auch gleich eine Leitlinie mit der Empfehlung, dass vom Verzehr von rotem Fleisch **keine** bedeutenden Gesundheitsrisiken ausgehen. Die wissenschaftliche Beweislage sei zu schwach, um vom Verzehr von rotem Fleisch abzuraten. »Aufgrund der vier Untersuchungen kann der Bevölkerung derzeit **nicht** zu einer Reduktion im Verzehr von rotem Fleisch oder daraus hergestellten Fleischwaren geraten werden.« Oder einfacher: Wir sollen rotes Fleisch und Wurst einfach so (viel) weiteressen, wie wir das bisher gemacht haben.

Wie jetzt? Das ungesunde rote Fleisch ist gar nicht ungesund? Das sorgte für wilden Wirbel in der Ernährungswissenschaft, denn diese Empfehlung steht in deutlichem, gar diametralem Gegensatz zu den bisherigen »Ess-Anweisungen«. Ergo gab es ordentlich »Beef«. Und zwar nicht nur *nach* der Veröffentlichung ...

Die Publikation sollte verhindert werden!

Die Forscher publizierten ihre Studien im Fachmagazin *Annals of Internal Medicine* und erklärten, dass die Studien nicht mit externen Geldern von einem Verband, einer Stiftung oder gar der Industrie finanziert wurden. Ebenfalls für Unabhängigkeit und Seriosität spricht der Fakt, dass die Cochrane-Zentren aus Spanien und Polen mitgeforscht haben. Bis diese Studien jedoch erscheinen konnten, spielte sich hinter den Kulissen ein erbitterter Kampf um die vermeintliche Wahrheit ab – so war es Mitte Januar 2020 in einem der renommiertesten wissenschaftlichen Fachblätter, dem *JAMA*, nachzulesen: Denn als bekannt wurde, dass diese »diametralen Fleischstudien« publiziert würden, die dem Konsumenten de facto einen Fleischfutterfreibrief erteilten, wurde Christine Laine, die Herausgeberin des ebenfalls angesehenen *Annals of Internal Medicine*, in weniger als einer Stunde mit mehr als 2.000 E-Mails bombardiert. Konsens der Absender: Sie wollten mit allen Mitteln und aller Macht die Publikation verhindern. »Wir hatten schon einige Artikel zur Vorbeugung von Gewalt durch Handfeuerwaffen veröffentlicht«, so Laine im *JAMA*. »Die Reaktionen der Waffenlobbyisten waren aber weniger gewalttätig als das, was jetzt von Ernährungsaktivisten kam.« Die *Ärzte Zeitung* betitelte diesen Vorgang mit »Schlammschlacht beim Streit um Ernährungsstudien«. Selbst die Waffenlobby habe sich nicht so hasserfüllt geäußert.

Dabei steht die Intention der »Neofleischforscher« ganz im Geiste der wissenschaftlichen Aufklärung: »Die Öffentlichkeit soll wissen, dass es wenig zuverlässige Informationen zur Ernährung gibt«, sagte Laine. »Deshalb sollten wir niemandem Angst machen, dass er einen Infarkt bekommt oder Darmkrebs, wenn er rotes Fleisch isst.«

Zustimmung aus Deutschland kam unter anderem von Dr. Stefan Kabisch, Studienarzt am Deutschen Institut für Ernährungsforschung (DIfE): »Die Kritik an der Datenlage zu rotem Fleisch ist völlig berechtigt. Die Ergebnisse kommen ein bisschen überraschend, entsprechen aber weitestgehend dem, was wir bislang zu rotem Fleisch wissen. Die Datenlage ist in der Ernährungswissenschaft oftmals recht dünn, weil die Evidenz zu einem großen Teil aus Beobachtungsstudien stammt.« (medscape.com, Februar 2020.) Denn, Sie wissen es: Solche Studien können nur Korrelationen, jedoch keine Kausalzusammenhänge nachweisen.

Arm stirbt früher!

Wesentlich konsistenter als »Fleisch ist gut/böse« sind folgende Korrelationen, die immer wieder beobachtet und in neuen Studien bestätigt werden: **Je niedriger der soziale Status und je ärmer die Menschen, desto geringer ist ihre Lebenserwartung**. »Arme sterben in England fast zehn Jahre früher«, so beschrieb das *Deutsche Ärzteblatt* im November 2018 eine Studie. Und ergänzte im August 2019: In Norwegen sterben arme Männer gar 14 Jahre vor den wohlhabenden, in den USA beträgt der Unterschied 16 Jahre. Ergo: Reiche leben 16 Jahre länger als Arme! Das ist krass. Anstatt sich mit den mickrigen Korrelationen rund ums Fleisch zu bekriegen, sollten die Forscher sich besser den hier zugrunde liegenden Sozial-Kausalitäten widmen – denn mehr als ein Jahrzehnt länger leben, da muss man ganz klar sagen: Hier geht's um die Wurst. Da erscheint die Tatsache, dass gemäß EPIC-Studie 2019 in *Diabetologia* kleine Menschen häufiger an Diabetes erkranken, weniger »dramatisch« – wenngleich auch hier absolut unklar ist, warum das so ist. Kausal wird der Zusammenhang »Kleinwuchs macht zuckerkrank« wohl nicht sein … genauso wenig wie die Assoziation dänischer Wissenschaftler der University of Copenhagen von Anfang 2020: Kleine Männer leiden häufiger an Demenz. Körpergröße schützt vor Geistesverfall? Das oecotrophologische Universalcredo kennt die Antwort: Nichts Genaues weiß man nicht …

Stellen Sie Ihr Leben scharf!

Was man aber weiß: Chili-Esser leben länger und haben weniger Herz-Kreislauf-Erkrankungen. So zumindest die scharf errechnete Korrelation eines italienischen Forscherteams Ende 2019 – das damit eine vorherige Studie im *British Medical Journal* aus 2015 bestätigte, die nach der Analyse des Essverhaltens einer halben Million Menschen schon damals konstatierte: Wer scharf isst, lebt länger. Und das Beste aus Bella Italia: Die inverse Assoziation »je mehr Chili, desto weniger KHK und früher Tod« blieb auch nach den statistischen »Rausrechentricks diverser Confounder« erhalten: Sprich, es war laut den Daten der Chili-Studie im *Journal of the American College of Cardiology* unerheblich, was die Probanden sonst so verzehrten – Hauptsache, viel Chili, und das Leben lief lang und gesund: »Eine interessante Beobachtung war, dass der Schutz vor Mortalitätsrisiken unabhängig von der Art der Ernährung war«, so Studienerstautorin Marialaura Bonaccio. Hätten das mal die Wurstbekrieger gewusst … Ergo Steak, Schinken & Schnitzel schön schärfen und die (Kor-)Relationen stimmen wieder. In diesem Sinne: Hot Hunger!

Quellen

[1] Süddeutsche Zeitung: »Falsche Früchtchen«.

[2] hr-iNFO/Funkkolleg: »Warum viele Ernährungstipps fragwürdig sind«.

[3] Spiegel Online: »Überschätzte Gesundheitsstudien: Wer zu viel glaubt, bleibt dumm«.

[4] Novo Argumente: »Ernährungsregeln – wo bleiben die Daten?«.

[5] brand eins: »Das Vertrauen in die Medizin sollte erschüttert werden«.

[6] SWR: »Doku über die Furcht vor der Fehlernährung« (Pressemeldung & TV).

[7] Spektrum der Wissenschaft: »Das Abnehm-Paradox« (Video: »Was ist gesunde Ernährung?«).

[8] Der Tagesspiegel: »Jojo-Diäten sind kein Problem«.

[9] Satija et al. Implausible results in human nutrition research: Definitive solutions won't come from another million observational papers or small randomized trials. Adv Nutr. 2015 Jan;6(1):5–18.

[10] Maki et al. Limitations of Observational Evidence: Implications for Evidence-Based Dietary Recommendations. Adv Nutr. 2014 Jan;5(1):7–15.

[11] General-Anzeiger Bonn: »Der Verbraucher versteht das Wort Risiko nicht«.

[12] Neue Zürcher Zeitung: »Ins Essen verbissen«.

[13] Märkische Allgemeine: »Wissenschaft in Potsdam«.

[14] Lübecker Nachrichten: »Nahrungsergänzung? Braucht kein Mensch!«.

[15] Main-Post: »Gesunde Ernährung: Auch mal ein paar Gummibärchen«.

[16] Süddeutsche.de: »Ernährungswahn«.

[17] Der Standard: »Ernährung: Boom, Mythen und Gerüchteküche«.

[18] FAZ: »Eine einzige fette Lüge«.

[19] DocCheck: »Brotzeit schlägt Steinzeit«.

[20] Spiegel Online: »Keine Religion aus dem Essen machen«.

[21] Die Welt: »Wieso unsere Idee von ›gesunder Ernährung‹ trügerisch ist«.

[22] Spektrum der Wissenschaft: »Bigdata und Nahrung: Hilft die personalisierte Diät für ein gesundes Leben?«.

[23] n-tv.de: »Günstiges Essen ist Wohlstandsindikator«.

[24] GEO Wissen Ernährung, Nr. 1 2016, S. 111.

[25] Badische Zeitung: »Ernährungsirrtümer – gibt es gutes und böses Essen?«.

[26] Der Standard: »Essen: Was uns aufbaut, was uns schadet«.

[27] bluewin.ch: »Wir leben in einer Mampf- und Fress-Gesellschaft«.

5

Das Ende der gesunden Lebensmittel

Gehören auch Sie zu denjenigen, die sich bis dato mit Freude oder Pflicht an der klaren »Einteilung in gesunde und ungesunde Lebensmittel« orientiert haben? Dann sollten Sie jetzt besonders »stark« sein, denn die nun folgenden zwei Seiten werden Ihr diesbezügliches Weltbild ein wenig ins Wanken bringen – oder geradebiegen, ganz al gusto ...

Lesen Sie nun die aktuellen Statements der fünf führenden internationalen »D/A/CH-Staatsorgane der Ernährung«.

»Wir brauchen keine rigiden Regeln und **keine Einteilung in gesunde oder ungesunde Lebensmittel**. Entscheidend ist, wie viel ich wovon esse.«
Harald Seitz, Leitung Referat Öffentlichkeitsarbeit, Bundeszentrum für Ernährung (BZfE) (März 2019)

»Die generelle Einteilung in **gesund und ungesund finden wir schwierig**. Denn ob ein Lebensmittel letztendlich gesund oder ungesund ist, wird durch die aufgenommene Menge bestimmt.«
Sonja Schäche, Leitung Presse- und Öffentlichkeitsarbeit, Deutsches Institut für Ernährungsforschung Potsdam-Rehbrücke (DIfE) (März 2019)

»**Es gibt keine verbotenen Lebensmittel**. Die Kombination der Lebensmittel im richtigen Verhältnis macht eine ausgewogene Ernährung aus.«
Thomas Krienbühl, Fachexperte Kommunikation, Schweizerische Gesellschaft für Ernährung SGE (März 2019)

»**Lebensmittel sind nicht als ›gesund‹ oder ›ungesund‹ zu werten**. Entscheidend für eine ausgewogene Ernährung sind die Menge, die Kombination und die Zubereitung von Lebensmitteln.«
Mag. Alexandra Hofer, Geschäftsführung, Österreichische Gesellschaft *für Ernährung (ÖGE) (März 2019)*

»**Eine Einteilung in gesunde und ungesunde Lebensmittel halten wir nicht für sinnvoll**. Entscheidend ist, wie viel ich wovon esse.«
Antje Gahl, Leitung Referat Öffentlichkeitsarbeit, Deutsche Gesellschaft *für Ernährung e. V. (DGE) (März 2019)*

Und das ist noch nicht alles – denn neben den »Big 5«-D/A/CH-Ernährungsinstitutionen sind auch die beiden großen Oecotrophologie-Verbände aus Deutschland und Österreich gleicher Meinung:

> »Von ›gesunden‹ oder ›ungesunden‹ Lebensmitteln zu sprechen, greift bei der Komplexität der Ernährung zu kurz. **Populistische Empfehlungen einzelner so genannter ›gesunder‹ Lebensmittel oder gar Verbote vermeintlich ›ungesunder‹ Lebensmittel sind eher kontraproduktiv und können zu ›Consumer Confusion‹ führen**.«
> *Dr. Andrea Lambeck, Geschäftsführerin, BerufsVerband Oecotrophologie e. V. (VDOE) (Mai 2019)*

> »**Die Beziehung zwischen Mensch und Lebensmittel ist zu komplex, um daraus eine hilfreiche Einteilung in gute und schlechte Lebensmittel ableiten zu können**.«
> *Mag. Andreas Schmölzer, 1. Vorstandsvorsitzender, Verband der Ernährungswissenschafter Österreichs (VEÖ) (Mai 2019)*

Und so lautet der einhellige Konsens: Die Einteilung in gesunde und ungesunde Lebensmittel ist Nonsens!

Identische Mahlzeiten – unterschiedliche Reaktionen

Und wie es keine gesunden Lebensmittel für alle gibt, weil die drei V – Verdauung, Verwertung und Verträglichkeit – immer individuell unterschiedlich sind, genauso reagieren alle Menschen unterschiedlich auf das gleiche Essen. Denn auch hier zeigt sich immer wieder: Die Reaktionen des Körpers sind komplett unterschiedlich. Die jüngste umfangreiche Publikation dazu erschien im Juni 2020 im renommierten Fachjournal *Nature Medicine* [1]. Wissenschaftler des King's College in London untersuchten dazu mehr als 1.100 Erwachsene aus Großbritannien und den USA, darunter mehrere hundert Zwillingspaare.

Als Zielparameter wurden die Ausschüttung des »Zuckerhormons« Insulin und der Anstieg der Blutzucker- und Fettwerte als Reaktion auf genau definierte, für alle identische Mahlzeiten gemessen und dokumentiert.

Dabei zeigte sich: Die individuelle Stoffwechselreaktion der Menschen auf die gleiche Mahlzeit ist oft sehr verschieden. Konkret konstatieren die Wissenschaftler: »Wir beobachteten eine große individuelle Variabilität zwischen den einzelnen Teilnehmern bei den körperlichen Stoffwechselreaktionen nach dem Essen bezogen auf Blutfette, -zucker (Glukose) und das Hormon Insulin nach identischen Mahlzeiten.« So lautet das Londoner Forscherfazit, klar und deutlich: »Es ist zunehmend offensichtlich, dass allgemeine Ernährungsempfehlungen nicht für alle geeignet sind.«

Und weiter: »Diese Studie ist die bis dato umfassendste Bewertung der metabolischen (Stoffwechsel) Reaktionen auf identische Mahlzeiten in einem strengen, gut überwachten Studiendesign. Aufgrund der erheblichen inter-individuellen Unterschiede bei den Stoffwechselreaktionen auf dieselben Mahlzeiten sind standardisierte Ernährungsempfehlungen, die für alle gelten, in Frage zu stellen. Diese Ergebnisse bedeuten, dass personalisierte Ernährung zur Vorbeugung von Krankheiten Potenzial haben könnte.«

Auch das Fazit der *Pharmazeutischen Zeitung*, die über die Studie berichtete, fällt dementsprechend eindeutig aus: »Ob Zucker, Fett oder andere Nährstoffe: Wie der Körper auf verschiedene Lebensmittel reagiert, ist einer neuen Studie zufolge von Mensch zu Mensch so unterschiedlich, dass allgemeine Ernährungsempfehlungen sinnlos erscheinen ... Die erste Lehre, die sich aus diesen Ergebnissen ziehen lässt, lautet: Es gibt nicht die eine Ernährungsweise, die für jeden Menschen ideal ist.«

Genauso sieht es aus. Daher können Sie sicher sein: Individuelle Ernährung ist und wird der Esstrend der Zukunft. Und hier im Buch lesen und leben Sie ihn schon heute.

Quellen

[1] Berry et al. Human postprandial responses to food and potential for precision nutrition. Nature Medicine. 2020 Jun;26(6):964–973.

6

Diäten machen dick & krank

Nachdem Sie jetzt über die »bemitleidenswerte Kristallkugel Ernährungsforschung« Bescheid wissen, folgt nun noch ein kurzer Ausflug in das paradoxe Geschäftsgebaren der Diätindustrie – denn die wesentlichen Fallstricke und Fakeversprechen der Abspeckanbieter sollten Sie kennen, bevor wir anschließend zum »Besten aus zwei Welten« aus Intuitivem Essen und Intervallfasten kommen.

Starten wir mit einer aktuellen Diätstudie aus dem November 2019 im *Journal of Clinical Lipidology*, thematisch bezugnehmend auf den Infokasten »Klassenkampf der Ernährungsforscher« (S. 48). Die Forscher der Duke University School of Medicine (USA) konnten doch tatsächlich zeigen, dass eine energiereduzierte Diät, bei der mageres rotes Fleisch für die (leicht gesteigerte) Eiweißzufuhr sorgte, die Probanden signifikant abspecken ließ. Und das war nicht alles: Die Ergebnisse legten auch nahe, dass diese hypokalorische Ernährung mit entweder traditionellem (0,8 g/kg Körpergewicht/Tag) oder höherem Eiweißgehalt (1,2 g/kg Körpergewicht/Tag), vorwiegend verzehrt mit magerem rotem Fleisch, die Risikomarker für Herz-Kreislauf-Erkrankungen und Typ-2-Diabetes bei Fettleibigen mittleren Alters und älter verbesserte. Beide Diäten waren auch mit einer verbesserten körperlichen Funktion verbunden und zeigten keinen nachteiligen Einfluss auf die kardiometabolischen Ereignisse. Klasse, alle Steak-Aficionados frohlocken: »Da haben wir sie: die erste Rotfleischdiät, die schlank und gesund macht!« Doch lassen wir die Wurst im Kessel – denn auch diese Studie zeigt nur eines: wie beliebig Diäten sind … Aber der Reihe nach:

Diäten – Einstiegsdroge in …

Inzwischen könnte es eigentlich jede(r) wissen: Diäten machen nicht schlank, sondern langfristig eher dicker. Denn Abspeckkuren führen dazu, dass unser Körper seinen Energiehaushalt auf Sparflamme schaltet und sich nach der Diät die verlorenen Kilos wieder zurückholt – plus Sicherheitszuschlag, um gegen die kommende »Hungersnot« gewappnet zu sein. Das ist der bekannte Jo-Jo-Effekt. Diese Erkenntnisse sind längst kein konspiratives Geheimwissen mehr, sondern wissenschaftlicher Konsens, der immer wieder in der Öffentlichkeit betont wird.

So hat Ende 2012 eine Umfrage der Gesellschaft für Konsumforschung (GfK) bestätigt, was die Wissenschaft weiß, die Diätindustrie aber gerne verschweigt: 73 % der diäterprobten Frauen waren nur ein Jahr nach der Diät entweder schwerer oder genauso schwer wie vor der Hungerkur. Diese repräsentative Frauenbefragung stützt die Erkenntnis zahlreicher internationaler und deutscher Wissenschaftler. Beispielsweise konstatierten die beiden Schweizer Ernährungswissenschaftler Dulloo und Montani von der Universität Fribourg in der *Süddeutschen Zeitung* im November 2016: »Nach spätestens einem Jahr hat man ein bis zwei Drittel des ursprünglich verlorenen Gewichts wieder auf den Rippen, nach fünf Jahren den Rest.« Ein Drittel der Menschen, die abnehmen wollen, treffe es besonders schwer: Sie wiegen hinterher sogar mehr als zu Beginn ihrer Diät. Dem entspricht die Feststellung des ehemaligen Präsidenten der Deutschen Gesellschaft für Ernährung (DGE), Prof. Helmut Heseker: **»Wir wissen, dass 80 bis 90 Prozent aller Gewichtsreduktionsprogramme keinen Erfolg bringen.«** Ganz im Gegenteil: »Oft sind die Teilnehmer am Ende sogar schwerer als vorher«, erklärte Heseker bereits Anfang 2012 der *Welt*. Und Prof. Andreas Pfeiffer von der Charité in Berlin und dem Deutschen Institut für Ernährungsforschung (DIfE) bekräftigte diese Erkenntnis 2013 im *Focus*: **»90 Prozent nehmen nach Ende der Diät wieder zu.«**

Noch weitaus krassere Ergebnisse lieferte eine große Übersichtsstudie Mitte 2015 im *American Journal of Public Health*: Die Forscher analysierten die Daten von 77.000 fettleibigen Frauen und 100.000 adipösen Männern, die mittels diverser Abnehmprogramme Gewicht reduzieren wollten. Ein paar Jahre nach der Diät sah die Erfolgsbilanz mehr als dürftig aus: **Nur 0,8 % der Frauen erreichten Normalgewicht; bei den Männern lag die Quote gar unter einem halben Prozent (0,47 %). Auch diese Autoren schlussfolgern, dass gängige Abnehmprogramme und Diäten unwirksam sind.**

Interessant sind in diesem Kontext die Klarstellungen von Forschern in einem »Scientific Statement« aus 2017 im Fachmagazin *Endocrine Reviews* zur Entwicklung von Fettleibigkeit: »Durch Diäten reduziertes Körpergewicht – niedriger als das biologisch verteidigte Level – führt zu verstärktem Hungergefühl und erzeugt den ›perfekten Stoffwechselsturm‹, damit der Körper sein biologisches Wunschgewicht zurückgewinnen kann ... Dies sollte sowohl von Patienten als auch Ärzten als körperlich normale Reaktion auf Diäten erwartet werden.«

Ergo: Ob Schlank im Schlaf, Steinzeitdiät, Low Carb, keto, vegan, Sirtfood (im Februar 2020 in aller medialem Munde: Adele, – 45 kg, sah aus wie ein kranker Schatten ihrer selbst) oder wie auch immer die weiteren 478 Diäten alle heißen – für alle Trends gilt das Gleiche: Keine Diät macht langfristig schlank, weil kaum jemand die reduzierte Kost lebenslang durchhält. Nach der Diät wird wieder normal gegessen und das Urgewicht kommt zurück. Doch dabei werden die Ex-Diätler nicht nur wieder schwerer, sondern meistens auch fetter – denn während der Diät baut der Körper oftmals auch Muskelmasse ab, bei der Jo-Jo-Kilo-Rückholaktion hingegen wird meist nur Fett eingelagert. Dabei ist es einer 2014er-Studie im Fachmagazin *Lancet* zufolge egal, ob man in 36 Wochen langsam abgenommen oder in zwölf Turbo-Wochen die gleiche Anzahl Kilos abgespeckt hat: Das Gros der Kilos kommt bei allen Ex-Diätlern mit »fettem Sicherheitsaufschlag« zurück, wie kurz danach eine Übersichtsarbeit der University of Montreal zeigen konnte, die Atkins, South Beach, Weight Watchers und weitere kommerzielle Diäten verglich: Der überschaubare Gewichtsverlust im Diätjahr war vergleichbar, aber nach zwei Jahren wogen die meisten Studienteilnehmer entweder genauso viel wie vorher oder waren sogar schwerer. Ende 2014 komplettierte eine weitere Übersichtsstudie im medizinischen Fachmedium *Circulation* diese Erkenntnisse: Egal ob kohlenhydratarm, wenig Fett oder Eiweiß – Diäten helfen Dicken nicht beim langfristigen Abnehmen.

Tausend Diäten – ein Wirkprinzip

Fakt ist: Alle Diäten wirken beim Menschen über ein und dasselbe Prinzip: die negative Energiebilanz, also weniger Kalorien aufzunehmen, als zu verbrauchen. Das zwingt den Körper an die Reserven, damit er seinen Stoffwechsel aufrechterhalten kann. Auch wenn aktuelle Tierfütterstudien erste neue Denkanstöße in puncto »Essintervall sticht Kalorienanzahl?« liefern, für valide Rückschlüsse auf den Menschen ist es noch zu früh. Die Binse(nweisheit) der negativen Energiebilanz steht noch. So betonen zahlreiche Wissenschaftler international immer wieder, dass die Art der Diät völlig egal ist. Und genau das hat Mitte 2014 die Deutsche Adipositas-Gesellschaft in ihren Leitlinien nochmals klargestellt: »Bei einer Diät spielt die Zusammensetzung aus Kohlenhydraten, Fett und Eiweiß kaum eine Rolle, **entscheidend ist nur die Gesamtkalorienzahl.**« Mit welcher Methode der Energiemangel zustande komme, sei unerheblich. Zu einem vergleichbaren Fazit kam kurz danach eine der bis dato größten Analysen, publiziert im weltweit renommierten Medizinjournal *JAMA*: Die Auswertung von etwa 50 Studien ergab keinen Unterschied zwischen unterschiedlichen Diätformen. Die negative Energiebilanz ist also das Geheimnis jeder noch so geheimnisvollen Diät. Das bedeutet im Umkehrschluss: Die pseudowissenschaftlichen Storys rund um die jeweiligen Trenddiäten sind nicht mehr als verkaufsfördernde Fantasien findiger Verkaufsgenies. »5 Tage schlemmen, 2 Tage fasten«, »abends keine Kohlenhydrate«, »vegan essen«, »hCG-Hormon spritzen«, »Gen- und Bluttests machen« – egal was abnehmwilligen Frauen (fast 90 % der Diätler sind weiblich) aufgetischt wird: Jedes Jahr aufs Neue wird mit der neuen Trenddiät mit den Hoffnungen vieler enttäuschter Frauen gespielt, die schon x Diäten ausprobiert haben – stets erfolglos.

Versagen als Geschäftsmodell

Um es noch einmal klar zu sagen: Es gibt keine Diät, die dauerhaft schlank macht. Und das ist nachvollziehbar, denn sonst gäbe es nicht alle Jahre wieder einen neuen Diät-Hype. Das wiederum freut die Diätindustrie, übrigens der einzige Wirtschaftszweig, der Milliarden umsetzt, weil seine Produkte **nicht** wirken; weil sie **nicht** halten, was sie versprechen. Aber genau mit diesem paradoxen Geschäftsmodell erhält sich die Abspeckbranche ihre – im doppelten Sinne – wachsende Zielgruppe. »Würde das Produkt funktionieren, es wäre damit kein Geschäft zu machen«, offenbarte der ehemalige Finanzdirektor von Weight Watchers in der BBC-Dokumentation »Die Schlankmacher« von 2014. In diesem sehenswerten TV-Zweiteiler werden auch andere Diät-Anbieter interviewt, die dabei freimütig einräumen: Natürlich funktioniere das nicht so leicht mit dem Abnehmen, aber das sei ja gerade das Tolle – aus ihrer Sicht.

Die Ursache dafür liegt übrigens in unserem Erbgut: Forschungen deuten darauf hin, dass unser Körpergewicht zu 70–80 % von unseren Genen bestimmt wird. Dementsprechend gaben US-Forscher des Columbia University Medical Centers in New York im Februar 2015 in einer *Lancet*-Studie bekannt: Adipositas (Fettleibigkeit) ist nicht mit diätetischer Kalorienreduktion zu behandeln, denn die Biologie des Körpers holt sich anschließend ihr natürliches Gewicht zurück.

So haben Ende 2017 Forscher der Norwegischen Universität für Wissenschaft und Technik in ihrer Publikation im *American Journal of Physiology – Endocrinology and Metabolism* erneut bestätigt: Ein zentraler Regulator des Jo-Jo-Effekts ist, dass der Körper nach erfolgreicher massiver Zwangsgewichtsreduktion verstärkt das Hungerhormon »Ghrelin« ausschüttet. Die Hungergefühle der Probanden waren sowohl nach einem als auch noch zwei Jahre nach der Diät deutlich stärker als zu Beginn. Fazit der Forscher: Wer signifikant Gewicht verliert, muss sich über Jahre hinweg auf verstärkte Hungergefühle einstellen. Und das höchstwahrscheinlich so lange, bis sich das Erbgut (die Gene) das »Urgewicht seines Körpers« wieder zurückgeholt hat.

Dem entspricht Prof. Matthias Blüher, Leiter der Adipositas-Ambulanz für Erwachsene, Leipziger Universitätsmedizin, und Präsident der Deutschen Adipositas-Gesellschaft, der auf die Frage »Sind übergewichtige und adipöse Menschen selbst schuld an ihrem Übergewicht?« im August 2018 klarstellte: »Nein, das stimmt nicht. Wir wissen heute zum Beispiel, dass **genetische Faktoren eine ganz große Rolle** bei der Ausprägung von Übergewicht und Adipositas spielen. Auch hormonelle Aspekte und unser gesellschaftliches Umfeld bedingen die Entstehung von Übergewicht. All diese Faktoren kann der Einzelne nicht aktiv beeinflussen.«

Des Weiteren stellte Blüher im Januar 2019 in einem Interview mit der *Freien Presse* klar: »Zudem versucht unser Körper, sein erreichtes Höchstgewicht zu erhalten. Er verteidigt es vehement ... Das heißt für den Körper, seinen Grundumsatz und Energieverbrauch so weit herunterzufahren, dass er sein Gewicht auch mit der wenigen Nahrung verteidigen kann ... Leider muss man sagen, dass Abnehmkonzepte, die nur darauf basieren, weniger zu essen und sich mehr zu bewegen, langfristig versagt haben, weil der Körper sein Ausgangsgewicht wieder verteidigt. Manche meiner Patienten halten Diät und nehmen dabei zu. Diese Gewichtszunahme ist wissenschaftlich noch nicht verstanden. Wir können es nicht erklären. Wie der Körper die aufgenommenen Kalorien ausschöpft und den Grundumsatz reguliert, kann der Mensch nicht bewusst steuern.«

Diäten sind eine Frauenfalle, die gleich mehrfach zuschlägt: Sie machen das Gros der Frauen nicht schlanker, sondern langfristig dicker, sodass sie in einen Teufelskreis geraten und immer wieder neue Diäten ausprobieren. Dabei verlieren die Diätler viel Geld für Bücher, Spezialkost, Abnehmpulver, Kursgebühren und mehr. Und das ist noch nicht alles ...

Adipositas und Essstörungen

Diäten gelten als »Einstiegsdroge« in Fettsucht und Essstörungen. Warum ist das so? Ein erster Grund ist, dass viele Frauen aufgrund des Jo-Jo-Effekts immer dicker werden. Und der permanente Kampf gegen die eigenen Körpergefühle und Essgelüste kann zu Essstörungen führen. Verstärkt wird diese Negativspirale durch das Gefühl des Versagens – man hat den Kampf gegen den eigenen Körper verloren, man muss eine schwere Niederlage verkraften. Und das muss man nicht nur sich selbst, sondern auch noch vor der Familie, den Freunden und den Arbeitskollegen öffentlich eingestehen. All das macht keine Freude, sondern schürt tiefsitzenden Frust, der chronisch werden kann. Paradoxerweise scheint auch ein Abnehmerfolg negative Folgen zu haben, so lauten zumindest die Ergebnisse einer Studie des University College of London aus dem Jahr

2014: Dicke, die erfolgreich abgespeckt haben, leiden vermehrt unter depressiven Störungen. Hier würde sich die elektrisierende Diät-Erfindung der Universität zu Lübeck aus dem August 2014 anbieten, um zwei Fliegen mit einer Klappe zu schlagen: Die elektrische Stimulation des Gehirns durch den Schädel (transkraniell) »reduziert Appetit und Nahrungsaufnahme ganz ohne Diät – und diese nicht-invasive Methode wird bereits begleitend zur Behandlung von psychiatrischen Erkrankungen eingesetzt«.

Summa summarum darf die Empfehlung demnach nur lauten: Finger weg von Diäten! Ein diätfreies Leben könnte nicht nur gut für die seelische und körperliche Gesundheit sein, es festigt auch die sexuellen und sozialen Beziehungen – zumindest wenn man neueren Forschungen glauben mag ...

Sex, Aggros und Seitensprünge

Eine britische Studie ergab, dass man (rein statistisch) für drei verlorene Kilos einen Freund verliert. Der Grund sei Eifersucht auf den Diäterfolg – wie gut, dass der nicht lange anhält. Hoffentlich kommen aber nicht nur die Kilos, sondern auch die Freunde zurück. Doch nicht nur im Freundeskreis kann es knirschen, wenn die Kilos purzeln, auch und besonders Stress mit dem eigenen Partner ist angesagt: So teilte die Ohio State University mit, dass hungrige Paare aggressiver miteinander diskutieren (das kennt sicher jeder aus eigener Erfahrung, der schon mal mit Megahunger nervenaufreibende Gespräche geführt hat). Und die University of Texas warnte davor, dass Abnehmversuche eines Partners die Beziehung gefährden können, weil der Diätler entweder missioniert oder der Partner die Diät sabotiert. Beides ist Gift für ein harmonisches Miteinander.

Andererseits sorgt das sogenannte »Kuschelhormon« Oxytocin bei knutschenden und sich liebkosenden Paaren dafür, dass man weniger isst (Universität Yale). Vielleicht vermeidet man beim Küssen den generellen Wunsch nach einer Diät, was wiederum einer glücklichen Beziehung förderlich wäre: Denn Daten der US-amerikanischen Monmouth University zufolge neigen Frauen während einer Diät eher zu Seitensprüngen (der Energiemangel schwäche die Willenskraft, sodass sie den Avancen der Männer schneller erliegen). Bleiben Mann und Frau hingegen der Ehe treu und glücklich verheiratet, so steigt die Wahrscheinlichkeit, dass beide mit den Jahren immer dicker werden (Southern Methodist University in Dallas). Dieser Effekt jedoch könnte konterkariert werden, solange die Frau fruchtbar bleibt, denn gemäß Forschungen des Max-Planck-Instituts kann Fruchtbarkeit schlank halten. Vielleicht sollten sich Paare also besser der Fortpflanzung widmen, denn Sex macht nicht nur glücklich, sondern verbrennt auch Kalorien. Laut einer Studie der University of Québec verbrennen manche Männer beim Sex sogar mehr Kalorien als beim Sport. Und wenn Mann gar noch Sildenafil, den Wirkstoff in Viagra, einnimmt, kurbelt er deutschen Forschungen zufolge möglicherweise die Umwandlung von weißen in braune Fettzellen an. Braunes Fett? Das sind die »guten« Fettschichten, die überflüssige Energie im wahrsten Sinne in heiße Luft auflösen und daher als »Abnehmhelfer« im Forscherfokus stehen. Je mehr solche Zellen ein Mensch hat, desto mehr Nahrungsenergie kann einfach zu Wärme verbrannt werden, anstatt auf den Hüften zu landen. Dazu liegen zahlreiche aktuelle Forschungsergebnisse vor, da die Wissenschaftler hier ein vielversprechendes neues »Therapie-Target« sehen: »Braune Fettzellen zum Abnehmen. Wissenschaftler vom Max-Planck-Institut für Stoffwechselforschung in Köln, der Medizinischen Universität in Wien und der Syddansk Universität in Odense, Dänemark forschen an der Funktion und Regulation brauner Fettzellen, da diese sehr viel Kalorien verbrennen und somit als körpereigene Zellen bestens für Therapiemöglichkeiten zur Gewichtsreduktion in Frage kommen. Eine Aktivierung der braunen Fettzellen stellt eine neuartige Möglichkeit dar, um abzunehmen«, so der hoffnungsfrohe Forschertenor einer Pressemeldung aus dem September 2018. Aber das »Braune« ist ein eigenes, hochkomplexes Thema für sich. Genauso wie die Frage »Macht die Ehe fett?« …

Zusammenziehen – zusammen zunehmen

Neben Sex, braunem Fett und allerlei weiteren Faktoren hat die Forschungskooperation aus Max-Planck-Institut für Bildungsforschung, Universität Mannheim, Universität Leipzig und Deutschem Institut für Wirtschaftsforschung im Oktober 2018 folgende Studienergebnisse veröffentlicht: »Paare haben ein höheres Körpergewicht als Singles – ganz gleich, ob mit oder ohne Trauschein. Anders als bisher oft vermutet, ist es aber weniger die Eheschließung als vielmehr das erste **Zusammenziehen**, das zu einer Gewichtszunahme führt. So nehmen Paare nach dem Zusammenziehen etwa doppelt so viel zu wie Paare in den ersten vier Ehejahren … Das heißt, dass diese Gewichtszunahme vor allem mit der Beziehungsveränderung zusammenhängt. Denn eine Änderung des Beziehungsstatus bedeutet oft auch eine Änderung der alltäglichen Essgewohnheiten – zum Beispiel gemeinsames Frühstücken, das allein vielleicht nicht stattgefunden hätte oder bescheidener ausgefallen wäre. **In Gesellschaft isst man in der Regel mehr** und nimmt somit mehr Kalorien zu sich ... Trennen sich Paare, so sinkt der Body-Mass-Index bei Frauen und Männern hingegen wieder weitestgehend auf den Wert vor dem Zusammenziehen.« Resultiert daraus vielleicht das neue Adipositaspräventionsprogramm »Allein wohnen – zusammen leben«? Auch keine wirklich attraktive und beziehungsfördernde Schlanklösung ... Widmen wir uns daher zum Abschluss lieber noch einer interessanten »Spezial-Diät«.

Kot contra Kilos

Die Tatsache, dass die Zusammensetzung der etwa 100 Billionen Bakterien im Darm (früher »Darmflora«, heute: Mikrobiota oder Mikrobiom) in Zusammenhang mit unserem Körpergewicht steht, ist mittlerweile unumstritten. Kurz gefasst: Mikrobiom A lebt vorwiegend im Darm schlanker Menschen, Bakterienvolk B tummelt sich in den Gedärmen Dicker. Nun raten Sie mal, auf welche Idee die Forscher gekommen sind?

Die Darmmikroben der Dünnen werden mittels Stuhltransplantation auf die Dicken übertragen, und dann helfen die vielen Millionen kleinen Helferlein ganz von allein beim Abspecken. »Fremder Kot macht schlank«, betitelte die *Ärzte Zeitung* ihren Artikel anlässlich einer Studie der Washington University, die Mäuse mittels Fäkaltransfer gezielt dick oder schlank machte. Ein halbes Jahr und weitere Studien später resümierte die Deutsche Gesellschaft für Mukosale Immunologie und Mikrobiom e. V.: »Es ist offensichtlich, dass die Stuhltransplantation, welche in letzter Zeit immer mehr in den Fokus von Wissenschaftlern geraten ist, eine neue Möglichkeit in der Adipositastherapie sein könnte.« Auch wenn diesem Ansatz schon jetzt ein Platz in den Annalen der Adipositas-Forschung gebührt, sicher ist auch: Egal welche Erfolge diese Methode noch liefern wird, auf den Titelblättern von *Bild der Frau, Elle, Lisa* oder *Laura* wird man niemals lesen: »Die neue Trenddiät – Abnehmen mit Schlankstuhl!« Obwohl unter diesem Betrachtungswinkel das verlogene Credo der Diätblender wahr würde: aus Scheiße Geld machen.

Ist Fettleibigkeit gar übertragbar?

Einen weiteren durchaus gewagten Ansatz in puncto Mikrobiom lancierten Wissenschaftler des »Humans & the Microbiome«-Programms des Canadian Institute for Advanced Research (CIFAR) unter Beteiligung der Christian-Albrechts-Universität zu Kiel im Februar 2020: »Adipositas, Herzkrankheiten oder Diabetes könnten übertragbar sein«. Das Forscherteam lieferte »überzeugende Hinweise« dafür, dass viele als nicht übertragbar eingestufte Krankheiten möglicherweise doch von Mensch zu Mensch über das Mikrobiom weitergegeben werden können. »Wenn sich unsere revolutionäre Hypothese als richtig herausstellt, wird sie unsere Auffassung der öffentlichen Gesundheit völlig neu definieren«, erklärte Brett Finlay, Professor für Mikrobiologie an der Universität von British Columbia und Leiter des CIFAR-Forschungsprogramms. Aber hallo! Man stelle sich nur mal vor, wie groß die Hysterie wäre, wenn man einem fettleibigen Menschen zu nahe käme – und er einen mit Adipositas anstecken würde! Dagegen wäre Covid-19 mit seinen weit über tausend Toten in Deutschland (Februar 2020) nicht mehr als ein kleines Hüsterchen. Oder beim ersten Date, vor dem ersten Kuss, Mann und Frau wollen ja auf Nummer sicherschlank gehen: »Hast du dich schon auf Fettmacherbakterien testen lassen?« »Ja, und ich bin leider infiziert …«

Das Wichtigste

Diäten sind doppelt und dreifach »böse«! Denn sie machen den Körper dicker, die Geldbörse schmaler und die Psyche krank. Halten Sie sich von Diäten fern!

Interessant ist in diesem Kontext auch folgender Konsens in der ärztlichen S3-Leitlinie »Chirurgie der Adipositas und metabolischer Erkrankungen« aus dem Februar 2018: »Die Ergebnisse der Ernährungs-, Bewegungs- und Pharmakotherapie zeigen, dass die Therapieziele gemäß der aktuellen DAG-Leitlinie (Gewichtsreduktion >5 % bei BMI 25-35 kg/m² und >10% bei BMI >35 kg/m²) im Regelfall nicht erreicht werden.«

Das gilt im Übrigen auch für die weit verbreiteten Formula-/Diätdrinks – die Abnehmshakes sind nicht nur dickflüssig, sondern gemäß ÖKO-TEST vom Januar 2019 »schlicht überflüssig«.

PS: Gemäß einer aktuellen Studie aus dem März 2019, publiziert im *International Journal of Epidemiology (Oxford Academic)*, sind Cannabis-Konsumenten dünner, der Genuss des »Rau(s)chkrauts« korreliert invers mit dem BMI (also je höher der Konsum, desto niedriger der BMI). Des Weiteren titelte *Stern Online* im Mai 2019 mit folgender Studienerkenntnis: »Warum Weinen uns tatsächlich beim Abnehmen helfen kann«. Zu guter Letzt werden die Landbürger immer dicker: »Menschen, die auf dem Land leben, sind stärker von Übergewicht betroffen als die Stadtbevölkerung, so das Ergebnis der großen internationalen BMI-Studie, die im Mai 2019 im renommierten Wissenschaftsmagazin *Nature* veröffentlicht wurde. Unter Federführung des Imperial College London waren weltweit über 1.000 Wissenschaftler*innen beteiligt, die insgesamt anhand der Daten von mehr als 112 Millionen Erwachsenen die weltweite Entwicklung des Body-Mass-Indexes (BMI) zwischen 1985 und 2017 in ländlichen und urbanen Gebieten in 200 Ländern untersuchten«, erklärten Ulmer Universitätsmediziner in einer Pressemeldung.

Liegt die Lösung der drei Phänomene etwa in folgendem freigeistigen Triple-Korrelat: Landbewohner erhalten »Abnehmgras« frei Haus vom Staat, kiffen mehr, damit sie dann »Lachflashs mit weinenden Tränenfontänen« bekommen und schlanker werden? So manch eine Kommune hätte sicher nichts dagegen, sich diesem – im wahrsten Sinne – Feldversuch zu stellen ...

Einmal tief durchatmen & wirken lassen

Der erste Teil Ihrer kulinarischen Reise ist geschafft – und sie war sicher nicht ganz so leicht verdaulich wie ein ballaststofffreies Weißbrot. Für den einen oder die andere mag das bis hierher vielleicht »harter Tobak« gewesen sein, denn so manche Weltbilder mögen nun ein wenig wanken ...

Sie haben jetzt also das essenzielle Ernährungswissen der ersten 20 Jahre des 3. Jahrtausends »zerebral assimiliert« – nun sollten Sie erstmal tief durchatmen und diese »kulinarische Katharsis« in Ruhe wirken lassen, denn Sie wissen nun:

Ernährungswissenschaft (Oecotrophologie) ist »bemitleidenswert«, weil dieser Forschungszweig aufgrund massiver Limitierungen keine harten Evidenzen und damit keine Kausalitäten (Ursache-Wirkungs-Beziehungen) liefern kann.

Daher gilt:

- Es gibt keine Beweise für »gesunde« Ernährung. Die Einteilung in gesunde und ungesunde Lebensmittel ist unmöglich.
- Niemand weiß, welche Ernährungsform, welche Lebensmittel oder gar einzelnen Inhaltsstoffe gesund, krank,

schlank oder dick machen respektive vor Krankheiten schützen, geschweige denn diese »heilen«.

- Kein einziger Besser-Esser-Hype, sei es Low Carb, paläo, vegan, Clean Eating, keto & Co., ist tatsächlich erwiesenermaßen »besser« als irgendeine andere Essweise – denn es existiert kein Beweis, dass man dadurch gesünder oder schlanker wird.
- Diäten machen weder gesund noch schlank – eher dick, krank und essgestört.

Dieses Wissen macht Ihren Kopf frei, es ist sozusagen der Schlüssel zur kulinarischen Katharsis, das »Reinigungsmittel zur lukullischen Hirnhygiene«. Denn nur wenn Ihr Kopf »frei von« (Ernährungspropaganda) ist, sind Sie in der Lage, sich vollumfänglich auf die nun folgende dreistufige Reise einzulassen:

- *Stufe 1:* Intuitives Essen (IE) – so is(s)t man natürlich
- *Stufe 2:* Intervallfasten (IF) – gesunder Hunger durch Esspausen
- *Stufe 3:* I^3 – Individuell Intuitiv Intervallfasten – die perfekte Symbiose aus IE & IF. Ihre neue Essklasse. Bereit für den Alltag

7

Intuitives Essen (IE) – so is(s)t man natürlich

Ende 2018 titelte die *FAZ*: »Die Ernährung sagt heute oft so viel über die Persönlichkeit aus wie die Kleidung, das Auto oder die Einrichtung. Was dabei verlorengeht, ist das Gefühl für den eigenen Körper.«

Das wäre sehr bedauerlich, denn haben Sie sich schon einmal gefragt: »Wer außer meinem Körper kann wissen, welches Essen für mich gut und gesund ist?«? Die Antwort für gesunde Menschen ist einfach: Niemand. Denn: **Jeder Mensch is(s)t anders.**

Darum ist das Vertrauen in den eigenen Körper die bessere Wahl als Essen nach Regeln, die der Fantasie findiger Forscher oder verkaufsträchtiger Essgurus und selbsternannter Ernährungsinfluencer entsprungen sind. Voraussetzung dafür ist natürlich, dass man einen guten Draht zu seinem Innersten hat, zu den Gefühlen **Hunger, Lust, Sättigung** und **Verträglichkeit**. Dieses Gefühlsquartett bildet Ihren ganz persönlichen intuitiven Körpernavigator. Wer diese essenziellen Emotionen zur Lebenserhaltung gut kennt, der kann beim Essen auf sein einzigartiges Körperwissen über den Wert von Nahrung vertrauen, das mit jedem Essen lebenslang wächst. Diese »kulinarische Körperintelligenz« ist sozusagen das somatische Nahrungsgedächtnis und wird gespeist aus allen Mahlzeiten, die ein Mensch in seinem Leben zu sich nimmt. Für die Speicherung der zahlreichen Informationen in dieser »Nährstoffdatenbank« hat unser Körper zwei eng verschaltete Gehirne zur Verfügung, die ständig miteinander kommunizieren: das Bauchhirn (»enterisches Nervensystem« [ENS], das mit seinen 100 Millionen Nervenzellen mit vier- bis fünfmal mehr Neuronen als das Rückenmark arbeitet!) und unser Kopfhirn. Das ENS ist übrigens ein hochkomplexes »Organ«, an dem viele Wissenschaftler weltweit intensiv forschen. So haben beispielsweise US-Forscher der Duke University in Durham, North Carolina auf Zellen der Darmschleimhaut Verknüpfungsstellen zwischen Nervenzellen (»Synapsen«) entdeckt, die ohne Umwege eine direkte Verbindung zum Gehirn herstellen. Die im wissenschaftlichen Topjournal *Science* vorgestellten Erkenntnisse »machen den Darm gewissermaßen zum größten Sinnesorgan des menschlichen Körpers«, prophezeite das *Deutsche Ärzteblatt* im September 2018. Studien allein über das ENS könnten Bücher füllen …

Jedoch gilt weiterhin unabhängig von all diesen Erkenntnissen: Wie fast alles in der Ernährungswissenschaft lässt sich auch die kulinarische Körperintelligenz, übrigens ein frei erfundener Begriff, nicht nachweisen. Von ihrer Existenz weiß man nur aus eigener, gelebter Erfahrung. Ein paar Beispiele: Warum ...

... schmeckt dem einen Rosenkohl und Schwarzwurzel, dem anderen jedoch wird davon speiübel?

... essen manche Menschen gern und viel Vollkornbrot, andere hingegen bekommen davon böse Blähungen?

... gibt es passionierte Frühstücker genauso wie Menschen, die morgens keinen Bissen runterkriegen?

... mögen manche Fisch und Gambas, andere können damit überhaupt nichts anfangen respektive vertragen »Meereskost« nicht?

... essen Chocoholics unheimlich gern und viel Schokolade, die »Süßaversiven« aber reizen Süßigkeiten nicht die (Kakao-)Bohne?

... gibt es wahre Chili-Liebhaber, die »ohne scharf nicht leben können«, oder Knoblauch-Aficionados und diejenigen, die scharf überhaupt nicht abkönnen und beim Geruch von Knoblauch am liebsten aus dem Fenster springen?

... haben Menschen Lieblingsessen, deren wahren Genuss nur sie selbst erleben können?

Diese Fragenliste ließe sich endlos fortsetzen, aber die Botschaft bleibt stets die gleiche: Jeder Mensch hat sein ganz persönliches Essverhalten mit individuellen Vorlieben und Abneigungen. Allein schon deshalb sind allgemeine Ernährungsregeln völliger Nonsens (ganz zu schweigen von fehlenden Beweisen).

Kombiniert mit dem Wissen um die fehlenden Beweise aller Ernährungsregeln hat die These der »kulinarischen Körperintelligenz« ein Ziel: über das eigene Essverhalten nachzudenken, zu reflektieren, um anschließend als mündiger Essbürger mit eigener Meinung zu entscheiden: Glaube ich weiterhin an nicht bewiesene Ernährungsregeln, oder vertraue ich beim Essen besser auf meinen eigenen, einzigartigen Körpernavigator und esse intuitiv, statt auf andere zu hören?

Diese elementare Entscheidung sollte jeder für sich selbst treffen. Denn die »Ess-Wahrheit« liegt nur in jedem Körper selbst. **Es gibt so viele gesunde Ernährungen, wie es Menschen gibt, denn: Jeder Mensch is(s)t anders.** So ähnlich formulierte es auch die *Apotheken Umschau* 2019: »Interessant ist ein neuer Weg der Ernährungsmedizin: Was gesund ist, könnte demnach individuell sehr verschieden sein. Die derzeit beste Methode, um es herauszufinden: **auf den eigenen Körper hören.**« Vollumfänglich d'accord …

Konkret: Intuitives Essen (IE)

Was also bedeutet es, wenn man »intuitiv isst«, genau? Ganz einfach: Einerseits essen Sie mit vollem Selbst-Vertrauen in Ihren eigenen Körper. **Hunger, Lust, Sättigung** und **Verträglichkeit** sind die neuen Leitemotionen, die Sie genau zu dem genussvollen Essen zur Lebenserhaltung führen, das Ihr Körper liebt. Andererseits hören Sie nicht mehr auf Ratschläge(r), die Ihnen sagen, was gut oder schlecht für Sie ist. Das mag im ersten Moment vielleicht »unglaublich exotisch« klingen, einfach nicht mehr auf irgendwelche Regeln zu gesunder Ernährung zu hören. Aber IE ist bei weitem kein Insidertipp mehr – auch bei Vater Staat ist inzwischen angekommen, dass wir hier von der ursprünglichsten und natürlichsten Ernährungsform des Menschen reden.

So beschreibt das **Landeszentrum für Ernährung Baden-Württemberg** (an der Landesanstalt für Landwirtschaft, Ernährung und Ländlichen Raum) IE wie folgt: »Einfach aufs Bauchgefühl hören! Stellen Sie sich vor, es gäbe beim Essen keine Vorschriften, Regeln oder Einschränkungen mehr. Einfach schlemmen und genießen, wonach einem gerade ist ... ein unvernünftiger Traum? Nein, ein Modell mit Gesundheits- und Erfolgspotenzial! Bei der **intuitiven Ernährung**, einer relativ jungen Theorie, handelt es sich um einen Gegenentwurf zur modernen Essphilosophie (voller auferlegter Einschränkungen) – also quasi um eine ›Anti-Diät‹. Die intuitive Ernährung ist keine revolutionäre Idee, sondern lediglich ein Rückbesinnen auf das Wesentliche, auf die natürlichste Ernährungsweise, die aber vielen Menschen im Laufe ihres Lebens verlorengegangen ist. Es geht darum, sich nicht ständig Gedanken um den eigenen Speiseplan zu machen.«

Schauen wir vom »Ländle« eine Ebene höher zum **Bundeszentrum für Ernährung (BZfE)**, das zur Bundesanstalt für Landwirtschaft und Ernährung (BLE) gehört und das Bundesministerium für Ernährung und Landwirtschaft unterstützt, so erfahren wir über IE: »Keine Diäten mehr, keine Ernährungsregeln, keine Unterscheidung in gesund oder ungesund, erlaubt oder verboten: Beim sogenannten **intuitiven Essen** soll uns unser Körper sagen, was gut für uns ist. Das ist aber einfacher gesagt als getan, denn dazu müssen wir ihn auch hören. Tatsächlich ist vielen Menschen diese Fähigkeit heute verloren gegangen. Sie essen nicht nach Bauchgefühl, sondern aus Gewohnheit, Geselligkeit, Frust oder Langeweile. Oder sie ignorieren den knurrenden Magen, weil sie abnehmen möchten ...«

Und da spricht das BZfE einen elementar wichtigen Punkt an: Wer seinen Körper nicht mehr kennt, der muss den Draht zu seinem Innersten wiederherstellen. Denn nur wer seinen Körper hören und ihm zuhören kann, wer die Emotionen, die inneren Signale richtig interpretiert, für den wird IE zu einer wahren Quelle der Selbstliebe – denn nur mit diesem Essen im Einklang mit Körper und Geist, mit Seele und Emotionen erreichen wir den höchsten Level an Integrität mit uns selbst. Wie das genau erlernbar ist, dazu erfahren Sie später mehr. Fangen wir mit der wichtigsten Leitemotion an, dem echten, körperlich-biologischen Hunger.

Hunger frei!

Essen Sie nur dann, wenn Sie echten Hunger haben. Denn nur mit dieser »Uremotion« signalisiert Ihnen Ihr Organismus: Ich brauche Nährstoffe! Welche, das spürt man daran, worauf man Lust hat. Die Frage nach dem echten Hunger wird in der Wissenschaft übrigens kontrovers diskutiert: Was ist eigentlich Hunger, kennen wir überhaupt noch Hunger, wie messen wir Hunger? Für solch abstrakte Diskussionen sollten wir uns nicht weiter interessieren.

Die Frage ist vielmehr: **Kennen Sie Ihren echten, den körperlichen Hunger?** Kennen Sie auch Ihren emotionalen Hunger? Diese beiden unterschiedlichen Hungergefühle sollten bekannt und differenzierbar sein. Wer lange nichts gegessen hat, dem wird sein Körper irgendwann klarmachen: »Ich brauche Nahrung, Nährstoffe und vor allem **Energie**!« Man wird dann sehr stark auf das Bedürfnis Nahrungssuche fixiert und dabei gar ein wenig forsch-frech seiner Umwelt gegenüber; denn alles andere ist zweitrangig, wenn der Körper nur ein Ziel priorisiert: Essen! Der Hunger ist das essenziellste Gefühl des Körpernavigators: Denn nur wer mit spürbarem, echtem Hunger isst, bekommt von seinem Körper die entsprechende volle Dosis an Wohlgefühl serviert, die das hirneigene Belohnungszentrum spendiert. Je größer der Hunger, desto geiler der Genuss! So genial einfach ist das natürliche Glückssystem.

Hunger ausreizen!

Wenn Sie dieses Gefühl nicht mehr wirklich kennen, gibt es einen einfachen Weg – »back to the bodyroots«: Reizen Sie Ihren echten Hunger aus. Essen Sie nichts, solange Sie nicht sicher sind: »Ja, das ist der echte, der körperliche Hunger.« Sie werden ihn irgendwann spüren. Ganz bestimmt. Und dann kennen Sie ihn wieder. Wenn Sie beispielsweise morgens immer aus Routine frühstücken, aber denken und fühlen: »Eigentlich habe ich gar keinen richtigen Hunger«, dann lassen Sie das Frühstück einfach mal weg. Ihr Hunger wird sich sicher bis spätestens mittags melden – und zwar der echte Hunger, und zwar so richtig. Sie werden ihn spüren, denn er übernimmt dann schnell die Kontrolle über das, was Sie tun.

Wie schmeckt Ihr Lieblingsessen, wenn Sie richtig hungrig sind? Und wie, wenn Sie nur wenig Hunger haben? Das Sprichwort »Hunger ist der beste Koch« verdeutlicht den Stellenwert der wichtigsten »Zutat« beim Essen sehr gut. Ohne echten Hunger schmeckt nichts so gut, wie es könnte! Daher sollte jeder Mensch in grundsätzlich abgesättigten Gesellschaften wie der unseren dieses essenzielle Gefühl in seiner Gänze aus- und erleben. Die entsprechende Aufforderung kann nur lauten:

»Befrei den Hunger in dir! Hol die Essgier raus! Lass das Stöhnen aus der Tiefe des Bauches frei, denn es ist einfach zu schade, dieses grandiose Gefühl des Wohlempfindens nur halbstark wachsen oder gar verkümmern zu lassen.« Nehmen

Sie sich daher einen Tag in der Woche die Freiheit, Ihren Hunger richtig auszureizen, bis Sie sprichwörtlich »vor Hunger sterben«, und dann schlemmen Sie Ihr absolutes Lieblingsessen. Egal ob allein, mit dem Partner, mit guten Freunden. Hauptsache, ohne Zwänge, ohne Normen, ohne unterdrücktes Stöhnen. Lassen Sie einfach das instinktive Menschentier in Ihnen essen und genießen Sie mit allen Sinnen. Oder wie die *FAZ* zu Recht forderte: »Feiert Orgien mit Messer und Gabel!« Sie werden sehen: Das macht richtig Spaß und zeigt, zu welchen Belohnungsschüben unser Hirn imstande ist, wenn wir seine essenziellen, ausgereizten Bedürfnisse mit **Selbstliebe** und **Hingabe** befriedigen.

Echter vs. emotionaler Hunger

Im Vergleich dazu sollte man auch das »Gegenstück« kennen: den seelischen Hunger (neudeutsch: Emotional Eating). Diese Form des Essens dient dazu, die Psyche zu füttern und damit zu beruhigen. Essen aus Stress, Frust, Einsamkeit, Traurigkeit oder Langeweile oder einer diffusen Mischung aus verschiedenen Gründen. Dieses »Problemfuttern« ist auf Dauer nicht empfehlenswert, denn dadurch kann das Körpergewicht schnell, unnötig und unnatürlich steigen – und der Frust wird noch größer. Ein Teufelskreis beginnt. Und aus diesem wieder herauszukommen, das kann richtig schwer werden. Emotional Eating sollte daher eine seltene Ausnahme bleiben. Wer also den Unterschied zwischen echtem und seelischem Hunger kennt, der kann gegensteuern: Statt aus Frust hungerfrei die Chips zu futtern, lieber etwas anderes zur Kompensation der schlechten Gefühlslage unternehmen! Wie wäre es mit einem spontanen Spaziergang? Oder einem schnellen sportlichen Ablenkungsmanöver, dem Telefonat oder Chat mit der besten Freundin oder, oder ... Seien Sie kreativ, denn Sie wissen, was Sie **nicht** tun wollen und werden: essen ohne Hunger, um die Seele zu füttern. Und seien Sie sicher: Ihr Hunger »beehrt« Sie schon sehr bald wieder ... und dann gilt das kulinarische Credo:

Achtsam essen, was guttut

Kein Lebensmittel und keine Mahlzeit, die uns *nicht* schmeckt, kann gesund sein – sonst würde unser Körper sie nicht schon direkt an der ersten Einlasskontrolle namens »Mund« konsequent ablehnen. Essen, das unser Organismus »geschmacklich nicht freigibt«, das tut ihm nicht gut. Und genau das sollte es aber, denn »**guttun**« wird langsam, aber sicher zum offiziellen Basiskonsens: »Wir sollten wieder unserem Grundgefühl vertrauen, mehr auf den eigenen Körper hören und lernen zu reflektieren, was uns schmeckt und uns wirklich guttut. Dazu brauchen wir keine rigiden Regeln und keine Einteilung in gesunde oder ungesunde Lebensmittel. Entscheidend ist, wie viel ich wovon esse. Der Genuss darf dabei natürlich nicht zu kurz kommen ...«, empfiehlt Oecotrophologin Dr. Margareta Büning-Fesel, die das Bundeszentrum für Ernährung (BZfE) leitet. Ihr Kollege im Geiste, Ernährungspsychologe Prof. Klotter von der FH Fulda, pflichtet Büning-Fesel bei: »Wir sollten schauen, was uns bekommt. Jeder Mensch sollte darauf achten, was ihm **guttut**, das ist entscheidend. In einem vierwöchigen Experiment kann man herausfinden: Was tut mir gut? Was steigert mein Wohlbefinden? Was mindert mein Wohlbefinden? Das ist das Einzige, was zählt.« (Deutschlandfunk Kultur, Februar 2020.) Was es mit den vier Wochen auf sich hat, dazu kommen wir später noch ganz konkret.

Man mag es kaum glauben, aber das deutsche BZfE scheint ein wahrer Freund des IE zu sein: »Beim intuitiven Essen steht die Wahrnehmung und Beachtung eindeutiger Signale, zum Beispiel ein knurrender Magen, im Mittelpunkt. Das soll Ernährungsregeln überflüssig machen. Es soll aber dennoch nicht zu maßlosem oder ungesundem Verhalten führen. Im Gegenteil: Auf lange Sicht können wir lernen, das zu essen, was uns schmeckt und Körper und Geist guttut. Im Idealfall essen wir dann nur noch bei echtem, so genanntem Körper- oder Magenhunger. Und wir essen nur noch so viel, bis wir uns gerade angenehm satt fühlen.« Und weil der BZfE-Flow gerade so schön läuft, sei an dieser Stelle noch ein weiterer lesenswerter Tipp kredenzt: »Es ist natürlich überaus sinnvoll, vor, während und nach dem Essen in sich hineinzuhorchen: Habe ich Hunger oder Appetit? Wann fühlt sich mein Magen angenehm satt an? Habe ich wirklich Lust auf den Schokoriegel oder bin ich nur zu faul, stattdessen die Orange zu schälen? **Achtsamkeit** heißt der Schlüssel zur Beantwortung dieser und anderer Fragen. Sie ist die mitfühlende und liebevolle Haltung sich selbst gegenüber. Achtsamkeit dient dazu, innezuhalten und jeden Moment bewusst zu (er)leben. Sie ist die Technik hinter intuitivem Essen, mit der wir lernen können, unser Bauchgefühl (wieder) zu spüren und von anderen Emotionen zu unterscheiden. Keine leichte Übung, die viel Disziplin und Ausdauer erfordert.« Wie das geht, erfahren Sie gleich im Infokasten mit den wichtigsten Tipps zur praktischen Umsetzung von IE im Alltag. Lassen wir aber vorher noch einmal das Landeszentrum für Ernährung Baden-Württemberg zu Wort kommen:

Hören Sie auf sich selbst!

»Auf unseren Körper zu achten und unserer Intuition zu folgen, wurde uns quasi abtrainiert, wir haben es schlichtweg verlernt. Dabei weiß beziehungsweise fühlt man doch eigentlich selbst am besten, was einem guttut ... Wenn Sie ein gesunder Mensch sind, lassen Sie sich von den diversen Ratschlägen zu einer vermeintlich optimalen Ernährung nicht verrückt machen. Wissenschaftlich gibt es keine Beweise dafür, dass die eine spezielle Ernährungsweise generell gesund und für alle gleichermaßen empfehlenswert ist. Jeder Mensch is(s)t anders – dadurch ist für jeden eine andere Ernährung optimal. Bei den meisten Diäten (oder besonderen Kostformen) werden die Bedürfnisse des eigenen Körpers missachtet. Ab jetzt lautet das Motto: Vertrauen Sie Ihrer eigenen Intuition. Achten Sie beim Essen nicht mehr länger auf Regeln und Kalorien, sondern stattdessen auf die Wünsche Ihres Körpers, auf Ihr Wohlbefinden und auf Genuss.«

»IE kompakt – Ihre neue Essklasse«

IE schenkt neue **Essfreiheit**, denn IE macht

- frei von Essstress, Gesundkostterror & Ernährungszwängen,
- frei von Fremdbestimmung,
- wieder essmündig – da nur man selbst entscheidet.

Die »IE-Kurzanleitung« in 3 Schritten:

Schritt 1: Glauben Sie keinen Ernährungsmärchen – weder denen der Besser-Esser-Gurus, -Influencer und Gesundkostpäpste noch den »Regeln gesunder Ernährung«.

Schritt 2: Erkennen Sie Ihre eigenen essenziellen Gefühle Hunger, Lust, Genuss, Sättigung, Verträglichkeit und das »Stöhnen aus der Tiefe des Bauches«.

Schritt 3: Spüren Sie den Unterschied zwischen Emotional Eating & echtem Hunger. Stärken Sie Ihre Selbstwahrnehmung.

Dabei helfen folgende elf praktische Alltagstipps, achtsam intuitiv zu essen:

1. Essen Sie nur dann, wenn Sie Hunger haben. Reizen Sie den Hunger dabei gerne auch mal aus. Denn: Je stärker der Hunger, desto besser schmeckt Ihnen das Essen, das Sie wirklich mögen. Es gibt dabei keine richtigen und falschen Uhrzeiten beim Essen.
2. Essen Sie nur das, worauf Sie Lust haben und was Ihnen gut schmeckt.
3. Achtsam in den Körper hineinspüren: Fühlen Sie gute Verträglichkeit & Bekömmlichkeit (das A & O des IE) und achten Sie darauf.
4. Geben Sie sich Zeit (gerade am Anfang), seien Sie geduldig mit sich selbst.
5. Wiegen Sie nichts ab und lesen Sie nicht in Kalorientabellen.
6. Lernen Sie, wieder (richtig wohltuend) satt zu sein. Essen Sie also genug, bis Sie satt sind – und nicht dauerhaft zu wenig (denn damit »züchten« Sie sich Heißhungerattacken heran!).
7. Akzeptieren Sie Ihr natürliches Gewicht (= biologisches Wohlfühlgewicht).
8. Lassen Sie sich nicht zu stark ablenken, der Fokus

liegt auf dem, was Sie gerade machen: genussvoll essen. Dabei: Entschleunigen Sie!

9. Keine Lebensmittel sind verboten. Alles ist erlaubt. Es gibt weder gesunde noch ungesunde, weder gute noch böse Lebensmittel.
10. Lassen Sie sich von unbekannten Genüssen inspirieren, probieren Sie stets Neues, erkunden Sie das gesamte Spektrum verfügbarer Lebensmittel. Lernen Sie die ganze Geschmacksvielfalt natürlicher Lebensmittel kennen.
11. Erleben Sie Lebensmittel mit Ihren Sinnen: Riechen, Schmecken, Tasten, Fühlen. Auch beim Vor- und Zubereiten gilt: Je mehr Eigeninitiative, desto mehr »Verbindung« entsteht zwischen Ihnen und Ihrer Mahlzeit.

WDR Quarks – das 2019–20er-Essperiment »Intuitiv essen«

Auf diese Tipps haben auch die knapp 20 Teilnehmer eines bis dato einzigartigen Ernährungsexperiments im deutschen Fernsehen vertraut, bei dem Autor Uwe Knop als Experte für intuitives Essen Redaktion und Teilnehmer beriet: Am 6. August 2019 wurde in Deutschlands Wissenschaftssendung Nummer eins – *WDR Quarks* – das Ergebnis ausgestrahlt: Die Teilnehmer haben ihr bisheriges, von Restriktionen, Verzicht, Diäten und Ernährungsregeln geprägtes Essverhalten umgestellt auf intuitives Essen – fast alle haben danach aufgrund ihrer positiven Erfahrungen beschlossen: »Wir bleiben dabei!« Sie auch? Mehr als ein Jahr nach Abschluss der WDR-Reportage wurden die Teilnehmer nach ihrem aktuellen Status bei IE befragt, also wie sich IE im »wahren Leben« bewährt hat. Einige Statements finden Sie nachfolgend. (Aus Datenschutzgründen ohne Namen. In der Neuauflage der Sendung, die Ende März 2020 ausgestrahlt wurde, sind einige der nachfolgenden Statementer[innen] zu sehen und zu hören.)

> *»Ich denke oft an unser Experiment. Das war für mich eine wichtige Zeit. Das intuitive Essen ist jetzt fester Bestandteil meines Lebens. Die Sachen, die ich früher dachte essen zu müssen, um abzunehmen, die gelten nicht mehr. Ich fühle mich für alle Zeit von diesen Zwängen befreit. Deshalb bin ich froh und dankbar, dass ich an diesem Experiment teilgenommen habe.«*

> *»Nach der Sendung habe ich mich nochmal intensiv damit auseinandergesetzt, was denn das intuitive Essen genau bedeutet. Es gibt Phasen, da isst man halt weniger, bei mir beispielsweise aus Stress, da nimmt man ab, dann gibt's Phasen, da nimmt man im Zweifel dann wieder ein wenig zu, aber es bleibt in der Waage, wenn man in sich hineinhört. Was ich für mich merke, das ist, ich habe einen bewussteren Umgang, ich kann mehr in mich reinhören. Aber ich werde es nie schaffen, mich 100 % intuitiv zu ernähren, allein schon, wenn ich beruflich unterwegs bin. Aber das Bewusstsein hat sich geschärft, was denn mit mir passiert, d. h., ich merke mehr, was ich benötige – und ich glaube, das ist schon mal ein großer Schritt. Und was ich noch ganz witzig finde: Ich werde ja auch häufiger mit den Glaubenssätzen anderer Menschen hinsichtlich ihrer Ernährung konfrontiert – aber da kann ich mich ja jetzt weise lächelnd zurücklehnen und mir das einfach anhören (lacht laut). Ich*

muss es dann nicht mehr für mich annehmen und nicht mehr überlegen: Brauch ich noch was mit mehr Eiweiß oder muss ich mich mit sonst noch was auseinandersetzen? Ich glaube, ich habe meinen Weg gefunden und das ist gut so und mehr brauche ich auch gar nicht.«

»Ich lebe die intuitive Ernährung sehr intensiv und habe sie total in meinen Alltag eingeflochten. Mir geht es sehr gut damit.«

»Wir haben ja alle dieses Experiment und wir sind – so glaube und so hoffe ich – alle dabei geblieben, dass wir einfach weiter intuitiv essen. Was ich auf jeden Fall mache: Ich konzentriere mich auf mein Essen, ohne Handy, ohne Ablenkung, ich bereite es mir schön vor, mache mir einen ansehnlichen Teller – das Auge isst ja mit. Und dann wird genossen. Obwohl ich noch immer ein ›kleiner Nimmersatt‹ bin, habe ich nicht zugenommen – das soll mir die Diätindustrie mal erklären, denn ich esse, was ich will, wo und wann ich will und wie viel ich will. Aber ich frühstücke nicht mehr, weil ich morgens einfach gar keinen Hunger habe. Für den Körper ist das in Ordnung, wonach man sich dann gut fühlt. Und wenn ich im Urlaub Lust auf Frühstück habe, im Hotel, am Buffet, und ich fühle mich danach gut, dann mache ich das auch. Wenn ich ein Eis essen will, dann esse ich es, wenn ich eine Tüte Chips essen will, dann esse ich sie. Denn es ist ja nicht so, dass ich jeden Tag will und es dann vielleicht irgendwann ungesund werden könnte. Ich werde bei IE bleiben, ich werde es nie wieder ändern. Essensregeln gibt's bei mir nie wieder, ich werde mich immer

intuitiv ernähren. Ich bin superfroh und superdankbar, dass ich bei diesem Experiment teilnehmen konnte – und superglücklich mit meiner Ernährung.«

»Intuitiv essen ist inzwischen Automatismus, es gehört nun einfach zu meinem Leben dazu. Was auch geblieben ist, das ist das gute Gefühl: Mein Körper wird es schon richten. Das Einzige, was ich dazu lernen musste, ist, auf ihn zu hören. Es geht darum, zuzuhören, auf den Körper zu hören. Im Grunde ist es ganz einfach. Wir machen uns nur viel zu viel Gedanken, wie was wo richtig sein könnte. Mein Motto: Machen ist wie wollen, nur besser. Und genauso mache ich es mit IE.«

»Ich bin immer noch begeistert von IE und freue mich, Teil dieses Experiments gewesen zu sein. Aber auch zum IE gehört eine gewisse Disziplin, um nicht wieder in alte Muster zurückzufallen. Mir beispielsweise immer wieder bewusst zu machen, warum ich eigentlich naschen will, hat dazu geführt, dass ich jetzt immer drauf verzichte – also meistens ... Allerdings ist es in Gesellschaft schwer, nicht über den Hunger hinaus immer weiter zu essen. Aber auch das klappt immer besser. Es geht mir bei IE nicht um Gewichtsabnahme, sondern um die eigene Gesundheit. Ich fühle mich mit IE viel fitter und wohler und möchte nicht mehr darauf verzichten.«

Nicht ohne Grund kündigte der *WDR* die Sendung zu IE wie folgt an: »Diese Art der Ernährungsumstellung ist revolutionär.«

Ein ähnlicher »Feldversuch« war 2018 Thema der Masterarbeit »Gesundes Essverhalten und Wohlbefinden durch intuitives Essen« an der Hochschule Anhalt. [1] Auch deren Fazit war vergleichbar: »Mit dem entwickelten Training zum intuitiven Essen konnten signifikante Verbesserungen oder aber positive Tendenzen auf das Essverhalten der Teilnehmerinnen aufgezeigt werden. Hierbei spiegelt sich ein positiver Trainingseffekt auch immer in einem gesteigerten allgemeinen Wohlbefinden wider. ... Da dieses Prinzip unabhängig von Alter, Geschlecht, Bildungsgrad oder sonstigen Faktoren ist, ist es auf jeden anwendbar, der einen gezügelten, externalen und/oder emotionalen Esser in sich erkannt hat, der unzufrieden mit dem eigenen Essverhalten ist, einfach neugierig, aber ohne Frage bereit dazu ist, mehr Achtsamkeit und – soweit es die jeweilige Situation zulässt – auch mehr Zeit bei den täglichen Mahlzeiten einzusetzen. So bietet das intuitive Essen nicht nur die Aussicht auf ein gesteigertes Wohlbefinden, sondern auch darauf, ein gesundes Essverhalten zu einer Selbstverständlichkeit werden zu lassen.«

Quellen

[1] Haacker. Gesundes Essverhalten und Wohlbefinden durch intuitives Essen. Masterarbeit. Hochschule Anhalt. 2018.

8

Der Schlüssel zum Wunsch- & Wohlfühlgewicht?

Klassische, streng hypokalorische Diäten mit radikalem Kaloriendefizit versprechen meist schnelle Abnehmerfolge – aber, das wissen Sie inzwischen, dass diese so gut wie nie langfristig erhalten bleiben, ist längst kein »konspiratives Geheimwissen« mehr. Die Menschheit – und besonders die Frauenwelt, denn bei der weiblichen Spezies sind sowohl »Körperdruck« als auch Abnehmwunsch deutlich ausgeprägter – sucht nach alternativen Modellen, mittels derer das reduzierte Gewicht auch *dauerhaft* gehalten werden kann. Ende 2019 zeigten Schweizer Wissenschaftler in der weltweit ersten Metaanalyse von IE-Studien, dass man mit intuitivem Essvertrauen und achtsamer Ernährung genauso abnehmen kann wie mit klassischen Diäten. Für ihre Publikation in *Obesity Reviews* analysierten die Züricher

Forscher ausschließlich kontrollierte Studien (10) zu Essformen, die auf einer achtsamen und intuitiven Ernährungsform basierten, und verglichen sie sowohl mit Nicht-Diät-Populationen als auch Diätlern.

Dabei stellten sie zweierlei fest: Zum einen konstatierten sie einen signifikanten Gewichtsverlust bei den Gruppen, die einer achtsamen und intuitiven Ernährungsstrategie folgten, im Vergleich zu Kontrollgruppen, die keine Diät machten. Des Weiteren verglichen die Autoren IE mit »klassischen Diätformen«: Mit beiden Ernährungsweisen nahmen die Teilnehmer ungefähr gleich viel ab. Das klingt fürs Erste relativ schön, doch die absoluten Kilodaten sind eher moderat – sie lagen im Durchschnitt bei etwa 350 Gramm. Dazu erklärte die Studienleiterin der Universität Zürich, PD Dr. Nicole Bender, auf persönliche Nachfrage: »Der Unterschied zwischen der IE-Population und der Nicht-Diät-Population ist tatsächlich nicht sehr groß. Trotzdem ist er statistisch signifikant. Man muss zwischen der individuellen Ebene und der Populationsebene unterscheiden. Als Individuum ist ein Gewichtsverlust von 348 Gramm nicht sehr viel. Wenn sich aber eine ganze Population im Schnitt um so viel bewegt, bedeutet dies, dass einige gar nicht abnehmen, andere viel mehr. Es ist der Durchschnittswert von allen. Der Unterschied zwischen der IE-Population und der Diät-Population war tatsächlich 0.0, also nichts. Das heißt, im Durchschnitt haben beide Populationen genau gleich viel abgenommen – beide circa diese wenigen hundert Gramm im Durchschnitt. Auch hier gilt wiederum: Einige haben nichts, andere viel abgenommen.«

Ergo: Auch wenn diese Ergebnisse der Metaanalyse ergaben, dass intuitives Essen das Gewicht reduziert im Vergleich mit konventionellen Diäten, und die Autoren in ihrem Paper schlussfolgern, dass **IE ein »praktischer Ansatz zur Gewichtskontrolle«** sein könne, so sollten beim Einstieg in IE keine falschen Hoffnungen geweckt werden. Denn IE ist keine Diät, damit lässt sich nicht automatisch abnehmen. Das muss frau wissen. Es kann sein, dass man abnimmt, manche gar viel, andere wenig bis nichts – wie in der Schweizer Studie. Möglich ist aber auch eine leichte Gewichtszunahme – je nachdem, wie restriktiv man vorher gegessen hat.

Viva la Wohlfühlgewicht!

Am wahrscheinlichsten jedoch wird sein, dass gesunde Menschen ihr biologisches Wohlfühlgewicht erreichen – das aber wiederum völlig frei von Diätstress. Auch das Ihnen bereits als IE-Befürworter bekannte BZfE stellt klar: »Das Idealgewicht für alle gibt es nicht. Ein Schlankheitsideal zu verfolgen, das sich mit dem eigenen Körper nicht erreichen lässt, frustriert auf Dauer oder kann sogar zu gesundheitlichen Erkrankungen wie Essstörungen führen. Vielmehr hilft es, auf sein Körpergefühl zu achten und seinen Körper so anzunehmen, wie er ist, um schließlich das Gewicht zu finden, mit dem man sich wohlfühlt. Dieses sogenannte **Wohlfühlgewicht** ist individuell verschieden und entspricht in der Regel keineswegs dem gängigen Schlankheitsideal.« Die behördliche Empfehlung lautet demnach: »Nur wer den für sich richtigen Weg zu seinem persönlichen Wohlfühlgewicht findet und geht, wird sich rundum wohlfühlen. Das ist wichtiger als die Zahl auf der Waage.« Und das kann nur jede(r) selbst herausfinden – im ganz persönlichen IE-Eigenversuch. Wenn man IE als seinen Basis-Wunschernährungsstil auserwählt hat, ist Folgendes zu erwarten: Diese evolutionsbiologisch natürlichste Art des Essens kann nicht nur zum Wohlfühlgewicht, sondern auch zu mehr Lebensqualität, -freude, Genuss und Zufriedenheit sowie zu gesteigerten Gefühlen des Selbstwerts und der Selbstliebe führen. Und darauf kommt es letztlich an. Vom reinen Abnehmwunsch durch IE sollte man sich besser verabschieden. Auch wenn die Schweizer Studie nicht die erste war, die sichtbare Erfolge bei der Gewichtsreduktion durch IE beobachtete ...

Ein Bernhardiner wird kein Windhund

Grundsätzlich gilt: Etwa 70 bis 80 % unseres Körpergewichts sind Schätzungen zufolge genetisch festgelegt. Die Natur will immer Vielfalt innerhalb einer Spezies, und demnach bringen wir Dicke wie Dünne auf die Welt und alle Gewichtsklassen dazwischen. Wenn Sie also beim Essen auf Ihren Körper hören und optisch nicht in die aktuelle Modelschablone passen, dann wird das wohl an Ihrem Erbgut liegen. Möchten Sie dieses, Ihr natürliches Gewicht reduzieren, dann sollten Sie wissen: Sie beginnen einen Kampf gegen Ihren eigenen Körper, der nur sehr schwer zu gewinnen ist. Diäten sind dabei auf jeden Fall zu meiden, denn zwischen 80 und 90 % aller Abnehmversuche scheitern. Viele Menschen werden danach sogar noch schwerer, wie bereits erwähnt.

Wo ein Wille, da ein Weg?

Doch einige wenige schaffen das, wovon viele vergeblich für immer träumen: Sie planen abzunehmen, ziehen das Projekt durch und nehmen ab – und: Sie bleiben dann **dauerhaft** auf diesem neuen Niveau. Klar ist: Abnehmen kann jeder, aber das reduzierte Gewicht halten, das ist die große Schwierigkeit. Bei allen, die schon unzählige Diäten erfolglos ausprobiert haben und die immer dicker statt dünner wurden, drängt sich natürlich die Frage auf: Was machen die erfolgreichen Abspecker anders? Was hat den magischen Schalter umgelegt? Welches einschneidende Erlebnis sorgte dafür, dass es klick gemacht hat? Warum erfindet sich jemand quasi neu, legt sein altes Ich buchstäblich ab und erschafft sich eine neue Identität? Die Antwort auf diese Fragen können immer nur die »Betroffenen« selbst geben, denn hier spielt ein individueller Mix aus Psychologie (Wille) und Physik (Kalorienbilanz) die entscheidende Rolle. Gemeinsam ist allen Erfolgreichen sicher eines: Sie haben sich auf ein **lebenslanges** Projekt eingelassen. Ihr Wille, ihr Leben von Grund auf zu ändern, hatte die Priorität Nummer eins, und die Entscheidung, ab jetzt viel Energie und Zeit in das »neue Ich« zu investieren, war unumstößlich. Ob dieser Weg letztlich zu mehr Zufriedenheit und Gesundheit führt, das wird sich zeigen …

Eliminiere Emotional Eating!

Welche persönlichen Gründe auch immer ausschlaggebend für den dauerhaften Entfettungserfolg waren, kopierbar sind die stets individuellen Erfolgsgeschichten nicht, denn es gibt kein allgemeingültiges Patentrezept. Worauf jedoch jeder, der abnehmen möchte, eine Antwort haben sollte, das ist die Frage: Warum esse ich eigentlich gerade? Denn eine zentrale Rolle in puncto Gewichtsentwicklung und -reduktion spielt das **hungerfreie** Essen, das Emotional Eating: Daher sollte man statt einer Diät zuerst sein Leben nach Situationen durchleuchten, in denen man »kompensatorisch« isst – also nicht ausgelöst durch echten Hunger, sondern aus psychischen Gründen, oder oft auch einfach nebenbei. Die Frage lautet dann: Warum esse ich, obwohl mein Körper keinen Hunger hat? Aus Langeweile oder Einsamkeit, aus Routine, Frust oder Stress? Will ich meine Seele füttern? Anschließend sind die Gründe des frisch entlarvten hungerfreien Essens zu eliminieren, und wer dann statt Emotional Eating nur noch bei echtem Hunger isst, wird sicher einige überflüssige Kilos von ganz allein verlieren. Für viele ist dieses »pathologische Seelefüttern« nicht so einfach abzuschütteln – in dem Fall bietet sich professionelle psychologische Hilfe an, um das hungerfreie Essen aus dem Leben zu verbannen. Denn dieser kompensatorische Nahrungsverzehr, um negative Gefühle temporär totzufuttern und herunterzuschlucken, ist ein großes Problem bei Adipositas (Fettleibigkeit). So konnte Ende 2011 die University of California zeigen, dass mehr Achtsamkeit für die eigenen Körpersignale wie Hunger, Sattheit und Genuss dabei hilft, überflüssiges Gewicht langfristig zu verlieren. Ohne spezielle Diäten. Wesentlich dabei ist auch, sich keine strikten Verbote für lieb gewonnene Lebensmittel wie Schokolade, Kuchen oder Burger mit Pommes aufzuerlegen, denn die daraus erwachsenden unkontrollierbaren Heißhunger- und Fressattacken machen die Abspeckerfolge schnell zunichte. Bei IE ist daher alles erlaubt. Auch deshalb.

Abnehmen mit Hunger?

Diesbezügliche Erkenntnisse lieferten Forscher aus Florenz bereits im Februar 2010: Übergewichtige, die nur dann aßen, wenn sie echten Hunger verspürten, konnten langfristig abnehmen. Durch das Training des echten Hungergefühls verloren sie auch noch mehrere Jahre nach der Studie kontinuierlich an Gewicht. »Statt sich einer Diät mit unsicheren Erfolgschancen zu unterziehen, könnte in Zukunft das Training des eigenen Hungergefühls ein Schlüssel zum nachhaltigen Abnehmen sein«, lautete das Studienfazit des unabhängigen aid infodienstes aus Bonn (den gibt es nicht mehr, der heißt jetzt: BZfE). Dem entsprechen auch die Forschungsergebnisse von US-Psychologinnen, dass natürlich Schlanke fast nur dann essen, wenn sie echten Hunger haben. Und Prof. Susanne Klaus vom Deutschen Institut für Ernährungsforschung rät im *Focus*, sich vor dem Essen zu fragen: »Habe ich jetzt wirklich Hunger?« Nur wer diese Frage ehrlich mit »Ja« beantwortet, sollte essen – und kann so sicher auch die *SWR*-Empfehlung von Prof. Peter Glanzmann, Psychologisches Institut der Universität in Mainz, umsetzen: »Lernen, das Hungergefühl als Lebenszeichen zu genießen.« Dieser Genuss sollte generell nie zu kurz kommen, denn Essen zur Hungerstillung ist Genuss zur Lebenserhaltung. Es ist dabei weniger wichtig, was man isst, sondern dass man beim Essen ein tiefgreifend-erfüllendes Gefühl der echten **Selbstliebe** durch die natürliche **Harmonie** von Körper, Geist und Seele verspürt – und, ganz wichtig, dass der echte, biologische Hunger das primäre Leitgefühl Ihres Körpers ist und bleibt.

Kennen Sie schon? Interozeption!

Denn nur mit diesem instinktiven Urtrieb als Navigator ernähren wir unseren Körper, wie er es braucht. Und nur mit echtem Hunger spürt und genießt man, wie lecker ein richtig gutes Essen wirklich schmeckt. Und nicht nur das, denn dieses Kapitel hat ja eine andere Gewichtung: »Es ist ratsam, wieder deutlicher auf die eigenen Körpersignale von Hunger und Sättigung achten zu lernen und das Essverhalten davon leiten zu lassen. Wenn ein gesunder und normalgewichtiger Mensch, der bis dato keine Probleme hatte, interozeptive Signale gut zu spüren und zu interpretieren, nach den Feiertagen und der Weihnachtszeit einmal Gewicht zugelegt hat, weil er zu viel gegessen hat, dann ist das nicht allzu tragisch. Es ist zu erwarten, dass sich sein Essverhalten und Gewicht relativ leicht wieder auf das bislang ungestörte Essverhalten und damit auch das gewohnte Gewicht einpendeln werden. Diese Menschen haben üblicherweise keine ausgeprägten Probleme mit der Wahrnehmung ihrer körperlichen Rückmeldungen und ebenso nicht mit der Selbstregulation ihres Verhaltens«, erklärte Prof. Beate M. Herbert, Diplom-Psychologin, Professorin für Biologische Psychologie & Klinische Psychologie an der Hochschule Fresenius in München und Privatdozentin an der Eberhard Karls Universität Tübingen, im Februar 2019 auf dem Wissenschaftsblog »Rückmeldungen aus dem Körper wieder mehr Gehör schenken«.

Was war das noch gleich für ein Fachwort? Interozeption … ist die Wahrnehmung und Verarbeitung von internen körperlichen Signalen und deren Relevanz für das körperliche Selbsterleben. Im Vordergrund steht dabei die Fähigkeit des Menschen, Signale wie Hunger- oder Sättigungsgefühle wahrzunehmen. In diesem Sinne: Intensivieren Sie Ihre Interozeption!

Hunger ist kein Unbekannter

Noch eine kleine Info als Aperitif: 2014 ergab die Auswertung einer Dreiländer-Onlineumfrage in Deutschland, Österreich und der Schweiz mit knapp 2.700 Teilnehmern: 61 % der Menschen kennen ihren echten, den körperlichen Hunger. Dieses Ergebnis bestätigt eine repräsentative Befragung der Gesellschaft für Konsumforschung (GfK) aus 2012, bei der 76 % der

Befragten angaben, ihren echten Hunger zu kennen. Beide Umfragen widersprechen damit übrigens der Vermutung aller Negierer des intuitiven Essens, viele Menschen hätten den Zugang zum Hungergefühl verloren.

Das Wichtigste

Essen Sie nur dann, wenn Sie echten, den körperlichen Hunger haben, und zwar nur das, worauf Sie Lust verspüren, was Ihnen richtig lecker schmeckt und was Sie gut vertragen – vertrauen Sie auf Ihren intuitiven Körpernavigator. Wenn Sie dann auch lernen, wann Sie wirklich satt sind, kann das der Schlüssel zum körperlich-biologischen Wunsch- und Wohlfühlgewicht sein.

Schlanker Hinweis: Einen Digestif zu diesem Themenkomplex finden Sie im folgenden Kapitel.

9

Wissenschaftliche Studien zu intuitivem Essen

Für alle Leser(innen) mit einem »Schuss Restskepsis« beim Vertrauen in den eigenen Körper folgen nun noch mehr als ein Dutzend aktueller Studien aus 2012 bis 2020, die das intuitive Essen wissenschaftlich erforscht haben:

2016 kam eine Studie der »Obesity Society« nach Analyse der Daten von mehr als 60.000 Probanden (m/w) zu folgendem Ergebnis: Intuitives Essen (IE) korreliert invers mit Übergewicht und Fettleibigkeit. Der Zusammenhang »je mehr IE, desto weniger Übergewicht & Adipositas« unterstreiche die Wichtigkeit von IE. Obwohl keine Kausalität dieser Beziehungen abgeleitet werden kann, deuten die Daten darauf hin, dass IE eine relevante Rolle sowohl bei der Prävention als auch Behandlung von Fettleibigkeit einnimmt. [1]

Ebenfalls 2016 ergab eine US-Militärstudie: Mit steigendem Vertrauen in »Hunger- & Sattheitssignale« sank die Wahrscheinlichkeit von Übergewicht (1 Punkt mehr = 34 % weniger). [2]

Ein systematischer Review aus 2016 untersuchte 24 Studien und fasste das Ergebnis wie folgt zusammen: IE war bei erwachsenen Frauen mit zahlreichen psychosozialen Faktoren positiv assoziiert, so beispielsweise mit weniger Essstörungen, einem besseren Körpergefühl und mehr emotionaler Stabilität. Da auch hier – wie fast immer in der Ernährungsforschung – nur Korrelationen vorlagen, empfehlen die Autoren weitere Studien, um zu prüfen, ob IE tatsächlich Essstörungen reduzieren und die »Psychogesundheit« von Frauen verbessern kann. [3]

Bereits 2015 konnten Wissenschaftler zeigen: Frauen mit einem hohen IE-Level hatten einen signifikant niedrigeren BMI als Frauen mit mittlerem und niedrigem IE-Level. Um ein gesundes Gewicht zu erreichen, sei IE besser als »restriktives Kalorienzählen«. [4] Vertrauen Mütter auf IE, so hat das einen positiven Einfluss auf die selbstregulierende Ernährung des Kindes. [5] Bestätigt wurden diese Erkenntnisse 2016: Üben die Eltern beim Essen Druck auf ihre Kinder aus, so ist dies häufig mit problematischem Essverhalten als junge Erwachsene verbunden. [6]

Bereits zwei Jahre vorher, 2014, kamen Studien zu vergleichbaren Ergebnissen: Eine Analyse von 26 Studien konnte zeigen, dass konsistente Korrelationen sowohl zwischen IE und besserer »Psychogesundheit« als auch zwischen IE und niedrigerem BMI vorliegen. [7] Auch wenn weitere Forschung erforderlich ist, könnte IE bereits auf Basis der vorliegenden Daten vielversprechender und realistischer sein als konventionelle Methoden, um Übergewicht und Adipositas zu behandeln, so die Conclusio einer weiteren Studie. [8]

Das gilt gemäß einer 2012er-Studie nicht nur für Frauen: IE ist ein vielversprechendes Instrument zum Gewichtsmanagement und zur Gewichtsreduktion auch bei Männern. IE könnte beim »starken Geschlecht« möglicherweise gar motivierend wirken, mit Sport zu beginnen. [9]

Auch »mittelalte« (40–50 Jahre) Frauen aus Neuseeland profitierten von IE: Achteten die Damen beim Essen auf ihre Körpergefühle Hunger und Sättigung, so korrelierte dies stark mit einem niedrigeren BMI. Die Forscher stellen die – absolut berechtigte – Frage nach der Kausalitätsrichtung: Macht IE schlank oder vertrauen Schlanke auf IE? [10] Auch bei jungen Erwachsenen (25 Jahre) zeigte sich diese inverse Korrelation »je mehr IE, desto niedriger der BMI« – und nicht nur das, denn ebenso sanken mit hohem IE-Wert die Raten an Essstörungen und weitere gesundheitsschädliche Parameter. Die Empfehlung der Autoren lautet konsequenterweise: Klinikärzte sollten mit ihren jungen erwachsenen Patienten das IE-Konzept besprechen, um bessere, gesündere gewichtsrelevante Ergebnisse zu erzielen. [11]

Das (vor-)letzte Wort haben die Autoren einer Studie der »Academy of Nutrition and Dietetics« aus 2014: Zusammenfassend ist festzustellen, dass in Studien, in denen zu IE ermutigt wurde, positive Effekte auf die Probanden beobachtet wurden: Ungesunde Verhaltensweisen zur Gewichtskontrolle wurden aufgegeben, die metabolische Fitness wurde verbessert, die Zufriedenheit mit dem eigenen Körper, die Selbstachtung und die psychische Gesundheit gesteigert sowie Psychostress gemindert. Das Fazit der Forscher auf Basis ihres Reviews lautet: Es sollten besser Programme gefördert werden, die ein nicht-restriktives Essverhalten, Körperakzeptanz und Gesundheit fokussieren anstatt Gewichtsverlust. [12]

Dem entspricht eine der aktuellsten Publikationen aus dem August 2018, in der anhand von fast 1.000 College-Student(inn)en folgende Fragestellung analysiert wurde: »Hilfreich oder schädlich? Selbstwiegen und Kalorienzählen im Vergleich zu intuitivem Essen im Hinblick auf Symptome von Essstörungen.« Das Ergebnis spricht klar pro IE, denn die Forscher resümieren: »Die Kultivierung von IE im Rahmen der Gesundheitsförderung könnte zu positiven ernährungsbezogenen Ergebnissen führen, die sich dann wiederum auf die ganzheitliche Gesundheit dieser Bevölkerungsgruppe auswirken könnten.« [13]

Zu einem vergleichbaren Fazit kamen im Januar 2019 auch Forscher der Universität Salzburg, die in ihrer Studie zur Förderung von IE an 46 Probanden nach acht Wochen Studiendauer feststellten: Die Teilnehmer verloren signifikant an Gewicht, was auch vier Wochen nach Abschluss der Studie noch messbar war. Des Weiteren konnten sie ihr Essverhalten verbessern: Sie aßen nicht mehr in Form von »Emotional Eating« (also Essen ohne Hunger, zur Seelenfütterung/aus psychischen Gründen), sondern lernten wieder, stärker auf die körpereigenen intuitiven Signale Hunger und Sättigung zu hören. So sei es den Studienautoren zufolge machbar, den Fokus wieder mehr sowohl auf Lust und Freude am Essen als auch auf den Geschmack von Speisen zu richten und nicht auf die banale Reduktion von Kalorien – und das trotz stabilen Gewichtsverlusts. [14]

Zu guter Letzt – denn aller guten Dinge sind drei – folgt noch eine Trilogie jüngster Daten. Seien Sie sicher, es werden nicht die letzten ihrer Art sein: Amerikanische, kanadische und isländische Universitätswissenschaftler publizierten gemeinsam die folgende Studie: »Intuitives Essen war mit einer größeren Gewichtsstabilität verbunden, während eine starre und flexible Kontrolle mit einer größeren Gewichtsinstabilität verbunden war. Zusätzliche Untersuchungen sind erforderlich, um die Ursache-Wirkungs-Beziehung dieser Korrelationen zu beurteilen. Dennoch bieten diese Ergebnisse vorläufige Unterstützung und klinische Implikationen für die Förderung des intuitiven Essens in Präventions- und Gesundheitskontexten.« [15]

Wissenschaftler von Universitäten in Hawaii und Chicago ziehen in ihrer IE-Studie aus 2020 folgendes Fazit:

»Unsere Studie erweitert die Forschung zu Nicht-Diät-Ansätzen ... auf eine Stichprobe junger Erwachsener mit Normalgewicht. Die Ergebnisse zeigen, dass ein Ansatz ohne Diät akzeptabel und machbar ist und bei jungen erwachsenen Frauen zu einer Verbesserung sowohl des Essverhaltens als auch der Einstellung zum Gewicht führen kann.« [16] Abschließend kommen noch Forscherinnen der University of Minnesota, Minneapolis, USA zu Wort: »Diese Ergebnisse unserer Studie deuten darauf hin, dass unter Langzeitbetrachtung IE eine bessere psychische und verhaltensbezogene Gesundheit vorhersagt. Darüber hinaus legen die Daten nahe, dass IE ein erstrebenswertes Interventionsziel zur Verbesserung der psychischen Gesundheit und zur Verringerung von Essstörungen, insbesondere Essattacken, sein kann.« [17]

Auch wenn in diesem Kapitel alles korrekt und vorsichtig formuliert ist, hier der Klarheit halber noch ein kleiner Hinweis: Was bei alledem nicht falsch verstanden oder überinterpretiert werden darf: Es handelt sich auch hier um Beobachtungen und Korrelationen, die dem »Konjunktiv unterliegen«. Harte Kausalevidenz existiert nicht.

Nichtsdestotrotz, die Erkenntnisse und Ausblicke sind positiv und negative Daten fehlen – in diesem gesunden Sinne sei die Empfehlung erlaubt: Gutes Vertrauen in Ihren Körper! Das sieht im Übrigen auch der weltbeste Ironman Jan Frodeno so, denn auch er empfiehlt, intuitiv zu essen: »Jeder sollte das essen, worauf er Lust hat. Schließlich betrügt uns unser eigener Körper nie. Wirklich nie! Im Gegenteil: unser Körper sagt uns ganz genau, was er gerade braucht. Man sollte auf ihn hören und lernen ihn richtig zu verstehen.« Die konkreten Infos zu seiner ganz persönlichen Ultrahochleistungssportlerdiät seien für andere irrelevant, das betonte er am Ende des *Focus*-Interviews im September 2018 explizit erneut: »Wie gesagt: Jeder sollte aber das essen, worauf er Lust hat. Schließlich betrügt uns unser eigener Körper nie.«

Quellen

[1] Camilleri et al. Intuitive eating is inversely associated with body weight status in the general population-based NutriNet-Santé study. Obesity (Silver Spring). 2016 May;24(5):1154–61.

[2] Cole et al. Normal Weight Status in Military Service Members Was Associated With Intuitive Eating Characteristic. Mil Med. 2016 Jun;181(6):589–95.

[3] Bruce et al. A systematic review of the psychosocial correlates of intuitive eating among adult women. Appetite. 2016 Jan 1;96:454–72.

[4] Gast et al. Intuitive eating: associations with physical activity motivation and BMI. Am J Health Promot. 2015 Jan–Feb;29(3):e91–9.

[5] Tylka et al. Maternal intuitive eating as a moderator of the association between concern about child weight and restrictive child feeding. Appetite. 2015 Dec;95:158–65.

[6] Ellis et al. Recollections of pressure to eat during childhood, but not picky eating, predict young adult eating behavior. Appetite. 2016 Feb 1;97:58–63.

[7] Van Dyke et al. Relationships between intuitive eating and health indicators: literature review. Public Health Nutr. 2014 Aug;17(8):1757–66.

[8] Cadena-Schlam et al. Intuitive eating: an emerging approach to eating behavior. Nutr Hosp. 2014 Oct 3;31(3):995–1002.

[9] Gast et al. Are men more intuitive when it comes to eating and physical activity?. Am J Mens Health. 2012 Mar;6(2):164–71.

[10] Madden et al. Eating in response to hunger and satiety signals is related to BMI in a nationwide sample of 1601 mid-age New Zealand women. Public Health Nutr. 2012 Dec;15(12):2272–9.

[11] Denny et al. Intuitive eating in young adults. Who is doing it, and how is it related to disordered eating behaviors?. Appetite. 2013 Jan;60(1):13–9.

[12] Schaefer et al. A review of interventions that promote eating by internal cues. J Acad Nutr Diet. 2014 May;114(5):734–60.

[13] Romano et al. Helpful or harmful? The comparative value of self-weighing and calorie counting versus intuitive eating on the eating disorder symptomology of college students. Eat Weight Disord. 2018 Dec;23(6):841–48.

[14] Schnepper et al. A combined mindfulness–prolonged chewing intervention reduces body weight, food craving, and emotional eating. J Consult Clin Psychol. 2019 Jan;87(1):106–11.

[15] Tylka et al. Intuitive eating is connected to self-reported weight stability in community women and men. Eat Disord. 2020 May–Jun;28(3):256–264.

[16] Wilson et al. Brief non-dieting intervention increases intuitive eating and reduces dieting intention, body image dissatisfaction, and anti-fat attitudes: A randomized controlled trial. Appetite. 2020 May 1;148:104556.

[17] Hazzard et al. Intuitive eating longitudinally predicts better psychological health and lower use of disordered eating behaviors: findings from EAT 2010–2018. Eat Weight Disord. 2020 Jan 31.

10

Intervallfasten vs. Fasten – das Minifasten für alle

Bei IE stehen der echte Hunger & Sattessen im Fokus, bei IF die ausgedehnten Pausen/Intervalle zwischen den Mahlzeiten. Dabei entwickelt sich (im wahrsten Sinne) auch beim IF der echte, körperliche Hunger als »Leitgefühl«: Man wird zwangsläufig nach vier, sechs oder mehr Stunden Intervallfasten (nur) essen, wenn man richtig Hunger hat. Und hier schließt sich der Kreis. Doch was hat Fasten mit Intervallfasten zu tun? Was ist Heilfasten und welche Gemeinsamkeiten und Unterschiede zwischen den Fastenformen und Intervallfasten sollten Sie kennen?

Fasten – ein Phänomen unserer Zeit

Deutschland fastet!

Die Kirchen machen es seit Jahrtausenden, die Naturheilkundler seit Jahrhunderten und seit einigen Jahrzehnten toben sich mehr und mehr fröhlich hungernde Deutsche auf ausgedehnten Fastenwanderungen aus: Von den Küsten im Norden bis zu den Alpen, kein Terrain scheint vor ihnen sicher. Fastenhäuser und Fastenkliniken erfreuen sich großer Beliebtheit bei leeren Tellern und vollen Betten. Die große Fastenmassenbewegung aber löste der wohl lustigste Bühnenarzt Deutschlands aus, Dr. Eckart von Hirschhausen, als er mit täglichem Kurzfasten viele Kilos Bauchspeck wegzauberte und seitdem auch die *Bild-Zeitung* und sein »Hausmedium« *Stern* regelmäßig über die schlankmachende Heilkraft des Fastens berichten.

Die Folge: Nirgendwo auf der Welt wird wohl mehr gefastet als bei uns. Das belegen die jährlichen DAK-Umfragen zur Fastenlage der Nation, aber auch die Zahlen über die Höhe der jährlichen Fastentherapiepatienten an deutschen Fastenkliniken der Ärztegesellschaft Heilfasten & Ernährung sowie die Schätzungen der Deutschen Fastenakademie zum Fasten für Gesunde:

- 12.000 Fastentherapiepatienten in Kliniken und Kurhäusern
- 100.000 Fastenwochen in Hotels und Fastenhäusern
- 1,5 Millionen Menschen fasten zu Hause

Der Mensch braucht nicht nur die »Fülle«, er braucht im gleichen Maße auch die »Leere« für Wohlbefinden und Gesunderhaltung.

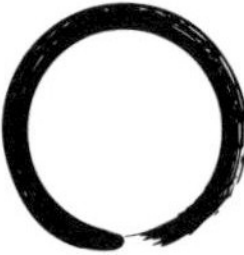

Ensō – das Zen-Zeichen für Leere

Das bescheinigt die aktuelle wissenschaftliche Studienlage zu verschiedenen Fastenthemen. Biologische, physiologische und genetische Studien zeigen eindrucksvoll, wie tief eine Nahrungskarenz (= Phasen des »Nicht-Essens«) selbst die »entlegensten« Bereiche des Stoffwechsels beeinflusst. »Fasten verlängert das Leben«, »Fasten verjüngt die Zellen« – so und in zahlreichen weiteren Varianten spiegeln sich seit 2012 die euphorischen Pressemeldungen und Erfahrungsberichte in den Medien wider. Richtig Aufwind bekam die Szene im Jahr 2016 mit der Vergabe des Nobelpreises für Medizin an Yoshinori Ohsumi aus Japan für seine Arbeiten über die Entdeckung der »Autophagie«, eines intrazellulären Aufräummechanismus – oder einfacher: die Müllabfuhr der Zellen. Jetzt heißt es »Fasten entrümpelt die Zellen«. Körperzellen befreien sich von Altlasten, alter Eiweißmüll wird recycelt. Die sogenannte **Autophagie** wird durch Fasten stark gefördert (hierzu später mehr). Bei solchen Bildern ist die Stimmung in der Fastenszene auf einem Allzeithoch und die Buchungsbücher sind entsprechend gut gefüllt. Ein Fastenthema hat jedoch die etablierte Fastenszene in Deutschland quasi über Nacht überrumpelt: das Megathema Intervallfasten. Die »etablierte Fastenszene« hatte unterschätzt, dass zeitlich kürzere, aber regelmäßige Fastenzeiten von wenigen Stunden ebenfalls intensive biologische Effekte zeigen – die sich wunderbar medial positionieren lassen; hier ein paar Kostproben:

> »Vom Intervallfasten geht eine enorme Anti-Aging-Wirkung aus.«
>
> »Durch Intervallfasten wird der ganze Organismus entlastet, Stoffwechsel und Organe können sich erholen.«
>
> »Mehr als nur Abnehmen: So hält uns Intervallfasten jung.«
>
> »Mir tut der freiwillige Verzicht gut. Ich schlafe besser, fühle mich wacher und die Muskelschmerzen, die mich zuvor immer mal wieder geplagt haben, sind weg«, so die Redakteurin Lea Wolz im *Stern* über Intervallfasten 16 : 8. [1]

Dass jetzt auch im Alltag »gefastet« werden kann, dass nun sozusagen »jeder mitfasten« kann, das führte zu einer Massenbewegung auf dem Fastenmarkt. Nun streitet man sich über die beste Intervallfastenmethode. Ab wann setzt Autophagie ein? Wie viele Stunden Fasten sind richtig für mich? Und wie viel und was darf ich wann essen und trinken? Denn eng sind die Vorgaben, die es einzuhalten gilt: Bei einigen Intervallfastenmethoden dürfen Frauen die tägliche 500-Kilokalorien-Grenze nicht überschreiten, während sich Männer 600 Kilokalorien aufladen dürfen, aber bitte bloß nicht mehr! Doch wie viele Kalorien liefert eine Scheibe Brot oder eine Karotte? Diese und ähnliche Fragen kursieren in hunderten von Internetforen und Büchern. Auf Facebook kommunizieren Gruppen mit über 20.000 Mitgliedern, die sich tagtäglich dieselben stressigen (und womöglich krank machenden!) Fragen stellen – besonders nach den »erlaubten« Kalorien und Portionsgrößen und natürlich die Gretchenfrage nach dem besten, dem idealen Intervall und damit der optimalen IF-Methode.

Auch der Ratgebermarkt wurde heftig vom Megatrend Intervallfasten überrumpelt. Bei der Suche nach Büchern zum Thema Intervallfasten listet der Büchermarkt rund 150 lieferbare Bücher über Intervallfasten. (Buchhandel.de). Wenn man die vielen von Laien selbstproduzierten E-Books bei Amazon hinzuzählt, dann sind es über 1.000 Bücherartikel, die zu diesem Stichwort wählbar sind – und alle proklamieren natürlich für sich und nur für sich, »die beste Methode« zu liefern. Wie soll man da den Überblick bewahren? Ganz einfach: Hören Sie auf Ihren Körper und lassen Sie Ihren Hunger sprechen!

Laut einer 2019 durchgeführten Umfrage der Schwenninger Krankenkasse hat jeder fünfte Bundesbürger schon einmal in Intervallen gefastet. [2]

In manchen Kreisen scheint weitaus mehr Erfahrung mit IF vorzuliegen. Rund 64.220 Leser eines Artikels in dem weit verbreiteten Webmagazin *FITBOOK* stimmten über die folgende Frage ab:

Haben Sie Intervallfasten schon einmal ausprobiert?
22.592 antworteten mit Ja, 41.628 antworteten mit Nein. [3]

Wie viel das in puncto »Wunschtrio« Gesundheit, schlanke Figur und langes Leben gebracht hat, lässt sich kaum sagen. Vielleicht ist der plötzliche Anstieg der Lebenserwartung in den letzten Jahren auch teilweise ein Fasteneffekt? Eines aber lässt sich sicher sagen: Wer gefastet hat, der kennt auch seinen echten Hunger! Beste Voraussetzungen also, seinen persönlichen Fastenstil zu finden.

Richtig gute Erklärungen für das Phänomen deutlich älter werdender Bürger gibt es bisher keine.

Der Anteil an Menschen mit massivem Übergewicht hat in den letzten Jahren nicht sehr stark abgenommen! Fettleibigkeit und die Folgeerkrankungen gelten gemeinhin als lebensverkürzend. Wieso also altern wir länger und gesünder? Wieso bleiben die Senioren immer länger fit? Diskutiert wird eine frühere flächendeckende medikamentöse Versorgung bei Bluthochdruck und bei hohen Blutfettwerten zum Schutz vor frühzeitigen Herz- und Hirninfarkten. Aber auch bessere Therapien häufiger Tumorerkrankungen könnten in den letzten Jahren zu mehr Lebensjahren beigetragen haben. Das gilt erwiesenermaßen für Brust-, Prostata- und Darmkrebs. Auch der gestiegene sozioökonomische Status der Bevölkerung könnte ursächlich lebensverlängernd wirken. Bekannt ist seit langem, dass die Höhe des Einkommens und der Bildungsgrad wesentliche Langlebigkeitsindikatoren sind. Auch plausibel ist ein Einfluss des allgemeinen Versorgungsstatus mit hochwertigen Lebensmitteln: Noch nie ging es uns so gut wie heute, wir leben de facto im Schlaraffenland, das uns eine unglaubliche Vielfalt an erschwinglicher Nahrung in höchster Qualität und Sicherheit bietet.

Was aber genau bedeutet Fasten?

Der Fastenbegriff wird weitläufig für jede Form des Verzichts gebraucht. Ursprünglich stammt das Wort aus dem Gotischen: »Fastan« bedeutet »(fest-)halten, beobachten, bewachen«. Daraus wurde mittelhochdeutsch »vasten«, was so viel heißt wie »an einer Regel festhalten«. Fasten als Verzichtsregel also. Im Kontext der Medizin und Gesundheitsprävention steht mit dem Fastenbegriff jedoch sehr viel mehr in Verbindung.

Heilfasten ist nichts für Gesunde

Deutschlands bekanntester (und wahrscheinlich sympathischster) Professor für Naturheilkunde, Prof. Dr. med. Andreas Michalsen von der Charité in Berlin, hat jahrelang im Bereich des sogenannten Langzeitfastens nach der Methode Dr. Otto Buchinger geforscht. Er ist der erste und vermutlich auch einzige Professor, der mit Fastenstudien am Menschen habilitiert hat. Hierzulande ist er zweifelsfrei einer der Top-Fastenexperten und ein Verfechter gleich mehrerer Fastenformen, vom klassischen Langzeitfasten bis hin zu aktuellen Formen des Minifastens, also kontrollierten Esspausen im Alltag. Gemeinsam mit einem Expertenteam hat Michalsen die **Leitlinien zur Fastentherapie** der Ärztegesellschaft Heilfasten & Ernährung erstellt. [4] Laut diesen wissenschaftlichen Leitlinien wird im medizinischen Sinn von Heilfasten gesprochen, wenn es für mindestens zehn Tage (bis max. 28 Tage!) einen völligen Verzicht auf feste Nahrung und Genussmittel gibt. Kalorien aber dürfen getrunken werden in Form von Tees mit Honig, Obst-Gemüse-Säften und Fastenbrühen. Die gesamte Kalorienzufuhr wird jedoch mit 200 bis 500 Kilokalorien (kcal) stark reglementiert. Die Fastenregel wird mit einem komplexen Gesundheitstraining kombiniert mit dem Ziel, die Gesundheit auch im Alltag dauerhaft zu bewahren. Das Zauberwort heißt hier Lebensstilmodifikation. Der Fastenarzt stimmt je nach Konstitution und Krankheitsbild des Patienten die Fastendauer und begleitende Therapien ab. In der Methode Buchinger, oft als Heilfasten nach Buchinger bezeichnet, wird der magere Kostplan mit einem bunten Rahmenprogramm zur Unterstützung des Stoffwechsels und des Gemüts garniert: tägliche Bewegung, Entspannung und Besinnung auf geistig-seelische Momente sowie der beinahe »heilige« Darm-Einlauf. Richtig heilfasten ist also ein komplexes Verfahren, kombiniert mit einem Gesundheitstraining. Das sind wichtige Garanten für ein »positives Verzichtserlebnis«. So drückte es der wohl erfahrenste Fastenarzt aus: Dr. Hellmut Lützner lebte im Fastenmekka Überlingen am Bodensee, fastete regelmäßig mehrere Wochen im Jahr und wurde 92 Jahre alt. In der Kurpark-Klinik Überlingen leitete er die Fastenklinik für diabetische und fettleibige Patienten und gründete die Deutsche Fastenakademie. Lützner propagiert einen wichtigen Unterschied: Er unterscheidet das Heilfasten vom Fasten für Gesunde. Heilfasten sei eine Fastentherapie für Kranke, während eine Fastenwoche für Gesunde eine präventive Maßnahme des mündigen (Ess-)Bürgers darstellt. Sie beginnt mit fünf Fastentagen und sollte zehn Fastentage nicht überschreiten.

Für Lützner stand immer die persönliche Fastenerfahrung im Vordergrund. Denn was viele esssüchtige Patienten und Fastennovizen als äußerst überraschende Erfahrung erleben: Wer richtig fastet, hungert nicht. Das ist das Credo hunderttausender Fastengäste, die sich alljährlich den inneren Hausputz versprechen und nebenbei einige Kilos Bauch- und Leberfett (die Männer) sowie Reiterhosen und Cellulite (die Damen) verlieren möchten.

Wer richtig fastet, hungert nicht – oder: Wenn das Gehirn Fette futtert

Was man sich als Neuling der Hungerkunst nicht vorstellen kann: Nach einigen Fastentagen empfinden die meisten freiwilligen Kostverächter höchstens Appetit und seelischen Mangel, aber keinen echten Hunger mehr. »Im Fasten hungert der Körper nicht, aber die Seele«, so Dr. Otto Buchinger.

Verantwortlich für dieses Phänomen der Hungerlosigkeit werden die hohen Spiegel an sogenannten »**Ketonen**« und **frei-**

en Fettsäuren im Blut gemacht. Denn das Gehirn, ein mächtig zuckergieriges Organ (es wiegt nur 2 % des Körpers, verschlingt aber bis zu 20 % der aufgenommenen Kalorien in Form von Glukose), stellt nach einigen Fastentagen auf alternative Kost um: Es versorgt sich von nun an mit Ketonen statt mit Glukose. Ketone werden zu einer Art Zuckerersatz! Ketone werden aus Fetten gebildet. Und da die meisten heutzutage viel mehr Fettdepots mit sich herumschleppen, als ihnen lieb ist, sichert sich das Gehirn durch die Umstellung auf den Fettmodus schon einmal »prophylaktisch« ein langes Überleben. Kurios: Selbst **Normalgewichtige** haben Energieressourcen für 40 Fastentage und mehr. Entsprechend länger können sehr fettleibige Menschen fasten. Einige Patienten haben ein Jahr lang streng gefastet. [5] Aber die Weltrekorde liegen bei sagenhaften 22 bis 24 Monaten Nulldiät. Das sind 730 Tage ohne Kalorien, mit lediglich Wasser, Tees und Vitamin- und Mineralstofflösungen! [6] Ein Zeichen für eines der vielen Wunder des Lebens. Es macht auch deutlich und sichtbar, wie viel Energie die Menschen gespeichert haben – leider oftmals, ohne davon zu wissen und ohne es zu wollen.

Der Fastenstoffwechsel – optimale Fettverbrennung

Oben haben wir beschrieben, was als Fasten im medizinischen Sinn bezeichnet wird. Eine andere Definition, ab wann Fasten eintritt, nähert sich der Frage über den (Fasten-)Stoffwechsel. Was Studenten der Ernährungswissenschaft häufig als gefährlichen Hungerstoffwechsel lernen mussten, bezeichnen heute Fastenärzte und Wissenschaftler als den Fastenstoffwechsel. Er ist gekennzeichnet durch einen normal-niedrigen Blutzuckerspiegel bei gleichzeitig hohem Anstieg der freien Fettsäuren und Ketone im Blut. Entgegen der Vermutung, dass beim Fasten das Blut kaum Kalorien enthält, schwimmen die Organe in einem neuen Treibstoff: den Fetten und deren Abkömmlingen, Stoffen, die der Körper aus den Fetten baut: Die Ketone, die auch als unvollständig verbrannte Fettsäuren verstanden werden können, liefern den Organen und vor allem dem Gehirn die notwendige Energie – was auch für Höchstleistungen genügt.

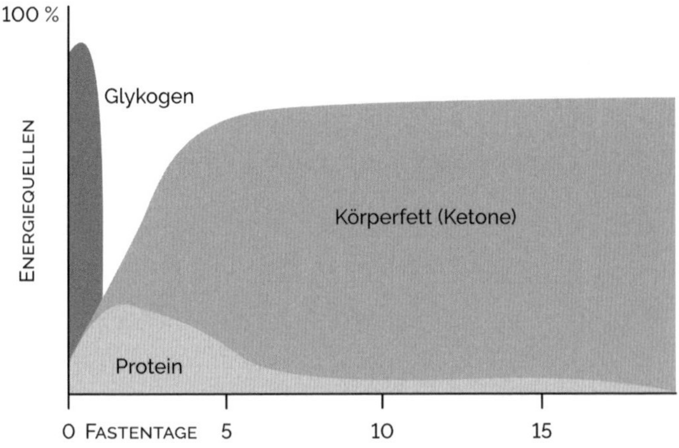

Der Fastenstoffwechsel im Verlauf – die Brennstoffe beim Fasten; beim Fasten stellt der Körper um: Stoffwechsel-Switch von Zucker- auf Fettverbrennung [7]

Der Speicherzucker Glykogen wird zuerst aufgebraucht und danach werden stattdessen Körperfett und Ketone als Hauptenergiequelle genutzt. Fasten stellt ein intensives **Fettverbrennungstraining** dar!

Dasselbe gilt auch für das Intervallfasten.

So empfahl die Fastenexpertin und Klinikärztin Dr. Francoise Wilhelmi de Toledo im Juli 2020 anlässlich einer neuen Fastenstudie ihren Patienten »Intervallfasten, um die Erfolge des Long-Term-Fastens aufrechtzuerhalten«. [8]

Intervallfasten ist populär. Doch was genau bedeutet das?

Intervallfasten ist intermittierend und Intervalle bedeuten »zeitweilig aussetzend und wiederkehrend«. Daher zählen alle Kostformen mit unterschiedlich langen, aber regelmäßigen Esspausen zum Intervallfasten.

Eine einheitliche Definition, was Intervallfasten oder intermittierendes Fasten ist, gibt es aber nicht. Jeder kann hier »frei Schnauze« eine neue IF-Methode ins Rennen werfen. Entsprechend breit ist das Angebot an fertigen Konzepten.

Eine Definition in der Medizin/Ernährungswissenschaft lautet: »Intermittierend fasten heißt, dass Zeitabschnitten ohne Nahrungsaufnahme Phasen mit normaler Ernährung folgen.« [9] Oder nach dem Ernährungswissenschaftler Dr. Edmund Semler: »Kostform mit periodischem ›Mini-Fasten‹«.

> »Normales Fasten« kann auch als Langzeitfasten oder kontinuierliches Fasten bezeichnet werden und Intervallfasten als periodisches Fasten, Teilzeitfasten oder Kurzzeitfasten. Unterschieden werden Formen, bei denen ganze Tage gefastet wird (periodisches Fasten) oder einige Stunden am Tag (Time-Restricted Eating, TRE).

Fasten im Stundentakt

Zeitlich beschränktes Essen

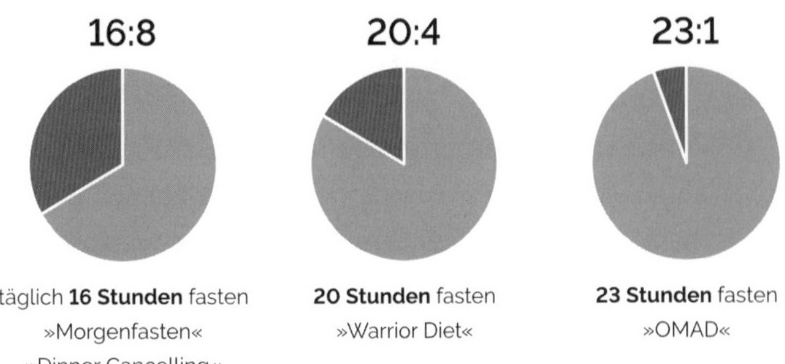

Fasten im Tagesrhythmus

Periodisches und Alternierendes Fasten

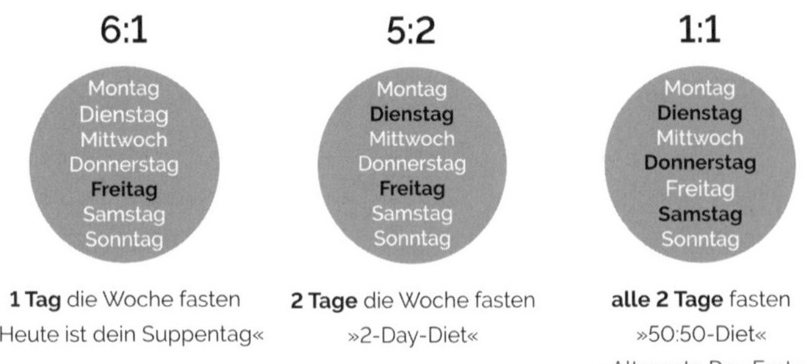

Intervallfasten – häufige Methoden im Überblick

	Methode/Vertreter
Ramadan > 30 Tage essen & trinken nach Sonnenuntergang	Fastenmonat der Muslime
12 : 12 bis 16 : 8 > 12 bis 16 Fastenstunden	Typgerechtes Intervallfasten (Ralf Moll)
16 : 8 > 16 Fastenstunden, 8 Stunden essen	Die 8-Stunden-Diät, Leangains (Martin Berkhan), Dinner-Cancelling (Abendfasten, »Abendessen wie ein Bettler«), Morgenfasten (Edward Dewey)
20 : 4 > 20 Fastenstunden, 4 Stunden essen	z. B. Warrior Diet (Ori Hofmekler)
23 : 1 > 23 Fastenstunden, 1 Stunde essen	One Meal A Day (OMAD)

Täglich kürzere oder längere Fastenstunden: Fasten im Stundentakt

	Methode/Vertreter
6 : 1 > 6 Esstage, 1 Fastentag	Die 6:1-Diät (Friedrich und Nollau)
5 : 2 > 5 Esstage, 2 Fastentage (ca. 500–600 kcal am Tag)	The Fast Diet (Michael Mosley), 2-Day Diet (Michelle Harvie)
1 : 1 > Esstage und Fastentage wechseln sich ab	Every Other Day Diet (Krista Varady), 50:50-Alternate-Day Diet (James B. Johnson), 10-in-2-Konzept (Bernhard Ludwig)

Ein oder mehrere Fastentage in der Woche: Fasten im Tagesrhythmus

Wie ist der Hype ums Intervallfasten entstanden?

Der wissenschaftliche Ursprung stammt von Frauen. Zu den wissenschaftlichen Pionieren des Intervallfastens zählen die Ernährungswissenschaftlerinnen Leonie Heilbronn von der University of Adelaide in Australien, Krista Varady von der University of Illinois und Michelle Harvie vom Brustkrebszentrum in Manchester. Bereits ab 2005 demonstrierten sie in **Humanstudien** die gesundheitlichen Vorzüge des Intervallfastens:

Intervallfasten ist eine sichere und einfach durchführbare Methode, überschüssiges Körperfett und die negativen Folgen für den Stoffwechsel (das metabolische Risiko) zu senken. Die überschüssige Fettmasse begünstigt die Entstehung weiterer Brustkrebstumoren und Intervallfasten bietet eine einfache Lösung zur Gewichtskontrolle und Prävention. Gleichzeitig, und das ist das Sensationelle daran, kann man die Skelettmuskelmasse schonen. Mit Intervallfasten wurde ein bekanntes Manko herkömmlicher Abnehmdiäten ausgeschaltet: die Vernichtung begehrter Muskeln durch unkontrollierte Diäten. Die Brustkrebsspezialistin Michelle Harvie hat mit diesem einfachen Konzept eine geniale Abnehmwaffe für übergewichtige Brustkrebspatientinnen an der Hand. [10]

Weniger Body, mehr Building – Bodybuilder als IF-Trendsetter

Die Fettmasse schmilzt, während die Magermasse bleibt ... Diese Erkenntnis bahnte sich nach einigen Jahren einen Weg in die Bodybuildingszene. Ambitionierte Bodybuilder treiben für mehr Muskelmasse und die perfekte Definition ihrer Muskeln einen erheblichen Aufwand. In der Muskelaufbauphase konsumieren sie kiloweise Kohlenhydrat- und Proteinshakes und andere Pülverchen, was die Umfänge von Armen und Beinen zunehmen lässt. Die rasche Anhäufung von Muskelbergen ist jedoch begleitet von einer großen Menge Fett. Für die Vorbereitung auf Meisterschaften muss aber ein Bodybuilder seine geölten Muskeln spielen lassen. Die bleiben jedoch hinter einer sehr wasser- und fettreichen Unterhaut unsichtbar! In der Wettkampfvorbereitungsphase, auch Definitionsphase genannt, gilt es nun, die aufgebauten Muskeln zum Vorschein zu bringen. Und hier kommt das Intervallfasten ins Spiel. Denn was früher in den 80er- und 90er-Jahren des letzten Jahrtausends mit Entwässerungstabletten sowie drastischen Schwitz-, Durst- und Hungerkuren versucht wurde, gelingt jetzt mit Intervallfasten. Neben den Wissenschaftlern und Fastenärzten waren es die unzähligen Bodybuilder mit ihren positiven Erfahrungen, die diese neue Methode bekannt gemacht haben. Seit etwa 2014 verbreiten sie die frohe Botschaft in alle Himmelsrichtungen: IF und hartes Muskeltraining machen schlank und muskulös! [11]

Essen und Fasten im Stundentakt: täglich zeitlich beschränktes Essen

Ramadan-Fasten: 30 Tage im Jahr

Die weltweit am meisten praktizierte Time-Restricted-Eating-Methode wäre demnach das Ramadan-Fasten. Eine knappe Milliarde Moslems essen und trinken an 30 Tagen von Sonnenaufgang bis zum -untergang nichts. Je nach Breitengrad und Jahreszeit wird neun bis 22 Stunden am Tag gefastet. Nach Sonnenuntergang holen die meisten die entgangenen Kalorien nach. Dennoch zeigen Studien, dass ein Teil der Gläubigen am

Ende dieser Tage ein bis 1,5 Kilogramm Körpergewicht verloren hat. Am meisten profitieren sehr korpulente Muslime. Das alte Gewicht hat sie aber nach wenigen Wochen wieder eingeholt. [12]

Täglich fasten: Morgenfasten, Dinner-Cancelling oder Hirschhausen-Diät?

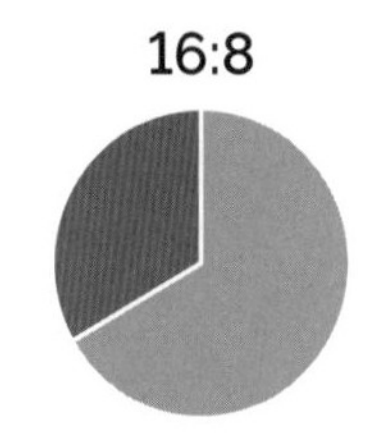

täglich **16 Stunden** fasten

Die 16:8-Methode, auch 8-Stunden-Diät genannt, zählt zum sogenannten TRE. Sie bekam international viel Aufmerksamkeit durch den Schweden Martin Berkhan (Leangains-Methode/leangains.com). Der Fitnesstrainer und Bodybuilder betreibt seit 2006 das IF und hat die Methode über Bücher und Social-Media-Kanäle in der Sport- und Fitnessszene verbreitet. In Deutschland wurde 16:8-Intervallfasten erst mit der »Hirschhausen-Diät« zum Massenphänomen. Laut Meinung des lustigsten Arztes Deutschlands war 16 : 8 der beste und einfachste Einstieg, um »nebenbei« rund zehn Kilogramm Gewicht zu verlieren. Die 8-Stunden-Diät ließe sich perfekt in den Alltag integrieren. Auch Promis sind seit Jahren begeisterte Fans des Intervallfastens. Besonders oft schwor Jennifer Aniston auf die schlankmachende Wirkung. In den USA heißt es deshalb oft auch »Die Jennifer-Aniston-Diät«.

> »Große Abendmahlzeiten füllen die Särge.«
> (Sebastian Kneipp)

Die Ursprünge dieser Fastenregeln liegen weit zurück. Altbekannte, prominente Formen zeitlich begrenzter Nahrungsaufnahme im Essalltag sind das **Morgenfasten** nach dem US-amerikanischen Arzt Edward H. Dewey (1837–1904) und das **Dinner-Cancelling**. Über die Ursprünge des Dinner-Cancelling, des Auslassens des Abendessens, ist wenig bekannt. Doch es könnte recht alt sein, so soll eine 3.000 Jahre alte chinesische Weisheit wie folgt lauten: »Das Abendessen überlasse deinen Feinden.« Das erinnert an Uromas Ernährungsregel »Iss morgens wie ein Kaiser, mittags wie ein König und abends wie ein Bettler«. Der Magen leert sich morgens schneller als abends. Eine üppige Abendmahlzeit könnte sich negativ auswirken, laut Meinung einiger Forscher. Dagegen befürwortete der englische Fastenarzt Dewey das Morgenfasten, also das Ausbleiben des »so gesunden« Frühstücks. In seinem 1910 in Deutschland erschienenen Buch »Die Fastenkur und das Morgenfasten« stellt er klar: »Durch die Empfehlung des Morgenfastens erzielte ich zu meiner großen Genugtuung ohne Ausnahme gute Resultate.« [13]

Dinner-Cancelling und Morgenfasten entsprechen der 8-Stunden-Diät, auch 16:8-Diät genannt. An acht Stunden darf gegessen werden. Ob dabei eher das Frühstück oder das Abendessen wegbleiben soll, darf jeder selbst entscheiden. Häufiger wird das Frühstück als das Abendessen gestrichen. Als Gründe werden angegeben: selten Hunger am Morgen und der hohe Stellenwert des Abendessens als gemeinsame (gesellige) Tischmahlzeit. Hier steht die wichtige soziale Funktion von Essen & Trinken im Fokus.

Einen typenorientierten Ansatz verfolgt der Ernährungswissenschaftler Ralf Moll. Angelehnt an die indische Typenlehre des Ayurveda bestimmt die unterschiedliche Konstitution die Dauer des Fastens. Sehr schlanke Menschen (der Reh-Typ) sollen nur zwölf Stunden lang fasten, während sehr üppige Menschen (der Bär-Typ) 18 Stunden fasten können.

Die modernen Grundlagen für die verschiedenen Varianten von TRE liefert das hochinteressante und äußerst ergiebige Forschungsfeld der **Chronobiologie**. Chronobiologen befassen sich mit der zeitlichen Organisation von biologischen Systemen. Es gibt zahlreiche Botenstoffe und Organe, die einem Rhythmus folgen. Medikamente zeigen mehr Nebenwirkungen, je nach Zeitpunkt der Einnahme. Und Nährstoffe werden in Abhängigkeit von der Tageszeit anders verstoffwechselt. Das spannende Thema wird im nächsten Kapitel erörtert.

Fasten im Tagesrhythmus

Periodisches und alternierendes Fasten im Wochenverlauf

Die am weitesten praktizierten und am besten erforschten Fastenarten sind die **5:2-Methode**, bekannt geworden durch den Mediziner und BBC-Reporter Michael Mosley (Buch: »The Fast Diet«, »5:2 Diet«), sowie **ADF, Alternate-Day Fasting** (das alternierende Fasten), bekannt geworden durch die bereits vorgestellten Forscherinnen Michelle Harvie (»The 2-Day Diet«) und Krista Varady (»Every Other Day Diet«) sowie den US-amerikanischen Arzt James B. Johnson (50:50-Diät »Alternate-Day Diet«). Im deutschen Sprachraum machte der österreichische Kabarettist Bernhard Ludwig sein »10-in-2-Ernährungskonzept« bekannt.

Bei diesen Fastenkonzepten wird an den Fastentagen eine geringe Kalorienmenge von rund 500 bis 600 kcal verzehrt. Die strengste Form ist demnach ADF, hier wird sogar an jedem zweiten Tag gefastet. Entsprechend hoch könnten die Risiken für einen Mangel sein. Eine österreichische Studie konnte jedoch bei 60 Teilnehmern auch nach sechs Monaten ADF keine Mangelerscheinungen feststellen. [14]

Welche Vorteile für IF gibt es?

Gemeinsam ist allen Fastenmethoden der Verzicht auf Nahrung. Damit einher geht die Reduktion der Kalorienaufnahme. Gerade hier liegt ein großes ernährungstherapeutisches Potenzial: Viele Menschen in den westlichen Industrienationen leiden unter Problemen einer kontinuierlich zu hohen Kalorienzufuhr. Sie essen und trinken einfach zu viel Energie und verbrauchen dabei zu wenig. Dieser **hyperkalorische Überfluss** zeigt sich schnell als Rettungsringe oder »Gemütlichkeitspölsterchen«, während die Blutfette und der Insulinspiegel verrücktspielen und ein hohes kardiovaskuläres und metabolisches Risiko bedeuten. Die Gefahr eines Herz- und Hirninfarktes steigt, häufige Gründe für einen frühzeitigen Tod.

Folglich haben alle kalorienreduzierenden Diäten oder Versuche, den Kalorienverbrauch durch körperliche Bewegung zu steigern, zunächst einen gesundheitsförderlichen Effekt. Das große und bekannte Problem dabei ist, dass diese Maßnahmen wenige Menschen dauerhaft tolerieren. Die meisten können ihr Leben nicht dauerhaft nach Diäten und Bewegungsprogrammen ausrichten. Eine Fastenkur hingegen dauert nicht lang und wird von Fastenärzten gerne zur Reflexion des Essverhaltens und zur Einstellungsänderung gewählt. Der Wegfall des Hungergefühls ermöglicht auch längere Abstinenzen. Aber wie viele Fastenwochen im Jahr kann jemand durchführen? Wer schafft es schon, im beruflichen Alltag mehrere Wochen zu fasten? Und wie geht es nach der Fastenkur weiter?

Intervallfasten liefert hier Antworten, wie im Alltag und täglich oder wöchentlich Kalorien eingespart werden können. Das Beispiel verdeutlicht die Macht der Regelmäßigkeit:

Während man in einer Fastenwoche rund 12.000 kcal (6 Fastentage x 2.000 kcal) einsparen kann, sind es beispielsweise bei der 6:1-Methode geschätzte 100.000 kcal im Jahr (50 Fastentage x 2.000 kcal)! Bei 2 Fastentagen je Woche wären es 200.000 kcal. Das ist eine Hausnummer, die sich sehen lassen kann! Dabei spielt es keine Rolle, wenn an den Ess-(und Feier-)Tagen mehr verspeist wird als üblich. Wiederholte Untersuchungen haben ermittelt, dass einige Probanden am Folgetag rund 30 % mehr gegessen haben. In Summe hatten sie also eine Menge Kalorien eingespart.

Übersicht: Gemeinsamkeiten zwischen Fastenwochen und Intervallfasten

- Echtes Hungergefühl durch kurze oder längere Esspausen
- Reduzierte Kalorienaufnahme und erhöhte Fettverbrennung
- Metabolische Effekte gut erforscht (siehe nächstes Kapitel)

Übersicht: Unterschiede zwischen Fastenwochen und Intervallfasten

- (Heil-)Fastenwochen häufig als zeitlich aufwändige und intensive Therapie bei Erkrankungen
- IF ist dauerhaft durchführbar, dadurch können mehr Kalorien eingespart werden
- IF > regelmäßiges Hungergefühl mit nachgewiesenen gesundheitlichen Effekten

- → IF-Methode »Fasten im Stundentakt« basiert auf chronobiologischen Grundlagen
- → Beim IF weniger Muskulaturverluste als bei Fastenwochen

Ein bedeutender Vorteil von Intervallfasten ist das regelmäßige Hungergefühl:

- → Kein Jo-Jo-Effekt:
  Kürzere Fastenzeiten mindern das Abfallen von Schilddrüsenhormonen und Grundumsatz. Der Stoffwechsel schaltet nicht auf Sparflamme um. Der Jo-Jo-Effekt bleibt aus.
- → Keine Diätvorschriften:
  Weder besondere Lebensmittel, Zubereitungen noch Rezepte sind notwendig, um Gewicht zu verlieren. Lieblingsspeisen können weiterhin verzehrt werden.
- → Kein Diätwahn:
  Kein ständiges Kalorienzählen notwendig. Ein Wiedereinstieg ist jederzeit möglich.

> **»Intervallfasten ist keine Diät oder spezielle Ernährungsweise. IF ist eine Lebensweise, ein Ritual, nach eigenen Rhythmen zu leben und diese zu pflegen, ähnlich wie tägliches Zähneputzen oder der erholsame Nachtschlaf.«**

QUELLEN

[1] Stern Online: »Intervallfasten – wie gesund ist der Trend?«.

[2] Schwenninger Krankenkassen: »Umfrage: Jeder fünfte Bundesbürger hat schon mal in Intervallen gefastet«.

[3] FITBOOK.de: »Alles, was Sie über Intervallfasten wissen müssen«, Stand: Mai 2020.

[4] Ärztegesellschaft Heilfasten & Ernährung e. V.: »Leitlinien zur Fastentherapie«.

[5] Stewart and Fleming. Features of a successful therapeutic fast of 382 days' duration. Postgrad Med J. 1973 Mar;49(569):203–9.

[6] McFarlan, D. The Guinness Book of Records. Barcelona: Guinness Publishing Co. 1991.

[7] Stange. Fasten – präventiv, therapeutisch, kontinuierlich, intermittierend?. Ernährungs Umschau. 2017;64:M630–M638.

[8] Südkurier: »Was nützt Fasten? Die Überlinger Ärztin Francoise Wilhelmi de Toledo legt eine neue Studie vor«.

[9] Hofmann. Intervallfasten. Auswirkungen auf Gewicht und Gesundheit. Online Spezial. 2017.

[10] Brustzentrum Manchester: »Dr Michelle Harvie – Lifestyle Prevention of Breast Cancer and its Recurrance«.

[11] Moro et al. Effects of eight weeks of time-restricted feeding (16/8) on basal metabolism, maximal strength, body composition, inflammation, and cardiovascular risk factors in resistance-trained males. J Transl Med. 2016 Oct 14;14(1):290.

[12] Fernando et al. Effect of Ramadan Fasting on Weight and Body Composition in Healthy Non-Athlete Adults: A Systematic Review and Meta-Analysis. Nutrients. 2019 Feb 24;11(2):478.

[13] Dewey, E. H. Die Fastenkur und das Morgenfasten. 2. Aufl. Berlin: Otto Salle. 1910, S. 42.

[14] Stekovic et al. Alternate Day Fasting Improves Physiological and Molecular Markers of Aging in Healthy, Non-obese Humans. Cell Metab. 2019 Sep 3;30(3):462–476.

11

Intervallfasten – gesunder Hunger durch Esspausen

Was passiert beim IF? Dieses Kapitel liefert den aktuellen wissenschaftlichen Stand über biologische Effekte, die gesundheitliche Wirkung und den Nutzen diverser Intervallfastenmethoden.

> »Der beste Arzt ist jederzeit des Menschen eigne Mäßigkeit.«
> *Johann Wilhelm Ludwig Gleim (1719–1803), genannt »Vater Gleim«*

Hunger macht wach und gefährlich: den Jäger und Sammler aktivieren

Nichts essen und dennoch Power haben? Was zunächst paradox klingt, wird bei näherem Hinsehen plausibel: Denken Sie sich zigtausend Jahre zurück. Sie leben unter freiem Himmel und gemeinsam mit Ihrer Sippe trotzen Sie tagtäglich den Gefahren der Natur: Im Laufe eines Jahres halten Sie Kälte, Hitze, Regen, Trockenheit, Hunger und Durst stand. Mühsam ist das Sammeln von Nahrung und selten der Erfolg bei der Jagd. Groß hingegen ist der bedrohliche Hunger, der regelmäßig Ihren Körper und Geist heimsucht. Denn Hunger bedeutet Gefahr, die Gefahr zu verhungern, im Endeffekt: zu sterben. Der nagende Hunger bläst nun zum Appell an alle Zellen und jedes Organ, sich von der schützenden Sippe und dem wärmenden Lagerfeuer loszusagen. Der Hunger löst in Ihnen eine Flut an Hormonen und Prozessen aus, die Ihre Sinne schärfen und das Sehen, Hören, Riechen empfänglicher machen für das schnelle Wild und alles Essbare. Das Angstzentrum und das Schmerzempfinden werden gehemmt, Sie fürchten sich weniger. Zeitgleich wird Ihr hirneigenes Bewegungszentrum aktiviert, Ihre Atmung vertieft, mehr Sauerstoff zu Ihren Muskeln transportiert und Ihre Skelettmuskeln verbrennen das Körperfett in optimaler Weise. Beste Voraussetzungen für ausgedehnte Beutezüge. Märsche von mehreren Tagen stellen nunmehr kein Problem dar. Kurzum: Erst der ausgewachsene Hunger verwandelt Sie und verwandelte unsere Vorfahren in perfekte Jäger und Sammler.

Traditionelle Intervallfaster: Das Volk der San kommt tagelang ohne Mahlzeiten aus

Die Stämme der Khoisan leben seit Tausenden von Jahren im südlichen Afrika als Jäger und Sammler. Sie betreiben eine besonders ursprüngliche Jagdform – die Ausdauerjagd. Diese beruht auf der gegenüber fast allen Säugetieren überlegenen Ausdauer des Menschen beim Laufen. Bis zu 40 Stunden dauert die Verfolgung einer großen Antilope, bis sie erschöpft ist und erlegt werden kann. In diesen vielen Stunden wird kaum Nahrung verzehrt.

Hunger und Schwäche: negative Erfahrungen mit Hunger

Aus dieser Perspektive wird deutlich, dass Hunger leistungssteigernd sein muss, denn er sichert(e) das Überleben. Jedoch berichten Fastende oft von negativen Erfahrungen mit dem Gefühl des Hungers. Sie erleben Hunger als ein extrem unangenehmes Gefühl, oft begleitet von Kopfschmerz, Übelkeit, Schwindel, Unruhe, Gereiztheit und Schwächegefühl. Wie kann das sein? Die Antwort ist in mehreren Bereichen zu suchen. Viele Menschen haben einfach nicht mehr die »Elastizität« des **Stoffwechsels**, sich auf unterschiedliche Situationen, beispielsweise fehlende Energiezufuhr von außen, einzustellen. Die Zellen, Hormone und Organe passen sich nicht schnell genug an und mobilisieren nicht genügend Ressourcen, obwohl sie reichlich davon haben. Fettdepots haben wir in der Regel ausreichend, auch wenn sie nicht sichtbar sind. In der Unterhaut, den Verdauungsorganen oder der Skelettmuskulatur stehen mächtige Energiereserven bereit. Aber diese Depots können nicht schnell genug abgerufen und genutzt werden. In einem schlecht trainierten Körper fehlen der zusätzliche Sauerstoff sowie die notwendigen Enzyme und Zellorganellen für die optimale Fettverbrennung. Sie müssen zunächst ausgebildet werden – durch ein sportliches Training oder durch Fasten. Dann erst klappt das dynamische Wechselspiel zwischen einer zuckerbasierten und einer fettbasierten Verstoffwechselung. Dann nämlich stehen uns zwei Energietanks zur Verfügung: Zucker- und Fettreservoir. Energie dual-total!

»Ich bin ungenießbar, wenn das Futter fehlt!«

Zu der oben beschriebenen Tatsache (nämlich einem untrainierten Stoffwechsel) gesellt sich die Macht der Psyche. Eine einmal gemachte schlechte Hungererfahrung prägt die Erwartungshaltung. Und diese konditionierte (also unbewusst gelernte) Erwartung begünstigt wiederum ein frühes Auftreten negativer Hungererfahrungen. Wichtig: Das wahrgenommene Hungersignal muss kognitiv, also bewusst geistig, neu interpretiert werden. Die zwei **Challenges** mit ihren entsprechend gezielten praktischen Real-Life-Übungen im letzten Teil des Buches dienen der Rekonditionierung und Neuinterpretation des Hungergefühls, unseres elementarsten Triebes zur Lebenserhaltung. Die Rekonditionierung bedeutet konkret: die Löschung von Erlerntem, Konditioniertem, also von alten Verhaltensmustern. Die Neuinterpretation ist die mentale Bewertung des Hungergefühls als etwas Positives, Leistungssteigerndes – als das Kerngefühl des Lebens, das es zu lieben wert ist.

> Fastenexperte Frank Madeo über gesundes Fasten:
> »Begrüße den Hunger wie einen Freund.« [1]

Die Ärztegesellschaft Heilfasten & Ernährung schreibt auf ihren Webseiten Folgendes über **»Zwischen bedrohlichem Hungern und Fasten unterscheiden«:**

»Obwohl die Stoffwechselvorgänge beim Hungern und beim Fasten Ähnlichkeiten aufweisen, unterscheiden sie sich darin, dass Hunger meist einen erzwungenen, chronischen Zustand darstellt, während Fasten freiwillig und zeitbegrenzt, meist bei ausreichend ernährten Menschen durchgeführt wird. Außerdem unterscheidet sich der psychische Zustand von Hungernden und Fastenden grundsätzlich: Hunger tritt meistens in Zusammenhang mit Umweltkatastrophen, Kriegen und anderen stressvollen Situationen auf, die per se Angst, Unglück und Leid mit sich bringen.«

Aus diesem Grund beziehen wir uns im weiteren Verlauf dieses Kapitels, wenn wir von echtem Hunger sprechen, auf den kurzfristigen **»Fasten-Hunger«**, nicht auf den »Horror-Hunger«.

Biologische und metabolische Effekte von Fasten-Hunger

In den letzten Jahren überschlagen sich die Forschungsergebnisse zu den biologischen und metabolischen Effekten verschiedener Kurzzeitfastenprogramme. Zu den vielen Zellkultur- und tierspezifischen Untersuchungen gesellen sich zunehmend Humanstudien.

Die Sinne & die Stimmung

Es ist allseits bekannt und sicherlich für jeden leicht nachvollziehbar, dass im Hungerzustand oder während des Fastens jeder Duft besser wahrgenommen wird – besonders die nahrhaften Wohlgerüche, die dem hungrigen Körper Energie und Nährstoffe »olfaktorisch« (via Nase) signalisieren. Selbst die

Augen beginnen, Speisen intensiver wahrzunehmen. Wer mit einem knurrenden Magen einkaufen geht, wird mit Sicherheit anders und mehr Lebensmittel einkaufen als im satten Zustand. Gleiches gilt für den Restaurantbesuch: Mit »Knast im Magen« bestellt, kann es schnell viel und teuer werden.

Gelegentlich wird von Fastenden ein stimmungsaufhellender Effekt durch tagelanges Fasten beschrieben. Etwa ab dem dritten Fastentag kann es zum Fasten-High kommen: Fastende fühlen sich euphorisiert und glücklich. Erklären lässt sich das durch Veränderungen von Botenstoffen und Hormonen in Gehirn und Körper: Körpereigene Opiate (Fachjargon: Endorphine, also »Glücksdrogen«, die unser Körper selbst her- und sich zur Verfügung stellt) werden vermehrt ausgeschüttet und den Gehirnzellen steht mehr vom Glücks-Botenstoff **Serotonin** zur Verfügung. Zudem trägt der starke Ketonspiegelanstieg zur besseren Stimmung bei, so die Vermutung einiger Forscher. Vor allem Menschen mit Diabetes und alzheimerdemente Patienten können von den **Ketonen** als alternativer Energiequelle profitieren. Die Zellen arbeiten in diesen Fällen besser. Eine weitere Rolle spielen hungervermittelnde Hormone, allen voran das **Ghrelin.** Das Hormon Ghrelin sagt uns: Ich habe Hunger, hau rein, du hast noch Platz im Magen. Ghrelin regt stark den Hunger an und animiert zum Essen. Der »Hungermacherstoff« bleibt dann dauerhaft erhöht und sinkt auch nach dem Essen nicht sofort ab. Verblüffend scheint die Wirkung auf unsere Nerven: Ghrelin macht glücklich, es dämpft laut verschiedener Studien Angst oder sogar Depressionen. Auch beim Intervallfasten verbessert sich die seelische Stimmung. Das zeigte eine kontrollierte, randomisierte Studie aus dem Jahr 2016 von Forschern gleich mehrerer US-Universitäten (Tufts University of Boston, Washington University School of Medicine, Pennington Biomedical Research Center of Baton Rouge, Duke University School of Medicine of Durham). Auch nach zwei Jahren Intervallfasten gaben die 117 Teilnehmer im Vergleich zur Kontrollgruppe eine bessere Stimmung, weniger Spannungen, mehr Lebensqualität und eine bessere Schlafqualität an. [2]

Lebensverlängerung und Kalorienrestriktion

Grundlegende Hinweise, dass eine Reduktion der täglichen Kalorienaufnahme das Auftreten einer ganzen Palette altersbedingter Erkrankungen verzögern kann, lieferte bereits in den 1990er Jahren der Forschungszweig der sogenannten **Caloric Restriction**, kurz CR genannt (= dauerhaft um 30 % kalorienreduzierte Kost). Eine Schlagwortrecherche in der weltweit größten wissenschaftlichen Datenbank PubMed zählt über 9.000 Suchergebnisse. Vor allem seit 2002 nimmt die Zahl der Veröffentlichungen enorm zu.

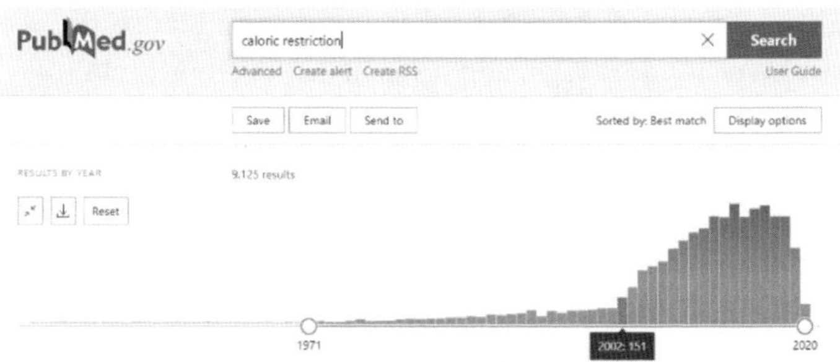

Extreme Zunahme der Studienpublikationen seit dem Jahr 2002

Neben krankheitsverzögernden Effekten zeigen viele Studien einen lebensverlängernden Effekt. Nahezu jede Spezies zeigt einen »Methusalem-Effekt« durch CR auf. Das Interesse der Pharmaindustrie ist entsprechend groß: Wer die biochemischen Zusammenhänge kennt, der könnte vielleicht auch eines Tages eine »Methusalem-Pille« auf den Markt bringen! Da entstehen große Dollar-Träume ...

Höhere Lebenserwartung und Rückgang altersbedingter Erkrankungen – von Mäusen, Mausmakis und Rhesusaffen

Eine dauerhafte Reduktion der Energiezufuhr um 20 bis 30 % zeigt bei verschiedenen Tierspezies, vom Fadenwurm bis zu Nagetieren, eine lebenszeitverlängernde Wirkung von 15 bis zu 40 %. Keine andere Methode ist bekannt, die Lebensspanne von Insekten und Tieren weiter auszudehnen, als das Fasten. Zugleich sinken altersassoziierte Erkrankungen wie Diabetes, Krebs und gefäßbedingte Herz- und Hirnerkrankungen um 40 bis 50 %. [3; 4] Auch stellten Forscher fest, dass schon ein kurzzeitiges, periodisch wiederholtes Fasten zu ähnlich positiven Effekten führt wie eine Dauerdiät – und zwar: **Mäuse**, die alle zwei Wochen vier Tage lang fasteten, lebten im Mittel 17 Wochen länger als ihre normal gefütterten Artgenossen – und das, obwohl sie deswegen keineswegs schlanker waren.

Aber treffen diese beeindruckenden Ergebnisse auch auf den Menschen zu?

Kontrollierte Humanstudien mit harten klinischen Endpunkten – in dem Fall: Sterblichkeit (Mortalität) – sind aufgrund unserer langen Lebensspanne zu dieser Thematik schlicht nicht durchführbar. Zudem durchwandern wir im Laufe eines Lebens viele unterschiedliche Einflüsse, die einen Vergleich kaum möglich machen. Höchstens Langzeitbeobachtungen an **Zwillingen** erlauben es den Forschern, vage Aussagen zu machen. Denn es ist bekannt, dass ein unterschiedlicher Lebensstil, also auch die Ernährung betreffend, vorzeitige Krankheiten provozieren kann. Studien mit eineiigen Zwillingen haben gezeigt, dass der BMI von Zwillingen, die in verschiedenen Lebenswelten aufgewachsen sind, um bis zu 40 % voneinander abweichen kann. Diese sogenannte Varianz des BMI wird sowohl auf unterschiedliche Umweltvariablen als auch auf die kurzfristige Anpassung des Erbguts (die so genannte Epigenetik) an die individuellen Lebensstilfaktoren zurückgeführt. [5; 6; 7]

Doch leider stehen uns keine Langzeitbeobachtungen intervallfastender und normal ernährter eineiiger Zwillinge zur Verfügung. Wie können wir die Frage beantworten, ob kalorische Restriktion durch Intervallfasten die Lebensspanne des Menschen verlängern könnte?

Weitaus bessere Voraussetzungen für Lebensspanne-Untersuchungen liefern hierzu Forschungen an Primaten. **Rhesusaffen** teilen mit uns rund 93,5 % ihrer Gene, daher sind sie gute Kandidaten, um uns die Antwort näherzubringen. In freier Wildnis leben diese Tiere durchschnittlich 25 Jahre, in der Haltung bzw. unter Laborbedingungen bis zu 35 Jahre, in seltenen Fällen bis 37 Jahre. [8]

Seit dem Jahr 2003 sind mehrere Rhesusaffen-Studien erschienen. Das National Institute on Aging in Baltimore fasste gemeinsam mit weiteren US-amerikanischen Forschungszentren im Jahr 2017 mehrere Fastenstudien an Rhesusaffen zusammen. [9; 10; 11] Der Aufbau war vereinfacht wie folgt: Die eine Affengruppe bekam über mehr als 30 Jahre eine knappe Kost (CR = dauerhaft um 30 % kalorienreduzierte Kost), die andere Gruppe durfte so viel essen, wie sie wollte (ad libitum). Zu welchen Ergebnissen kamen die Forscher?

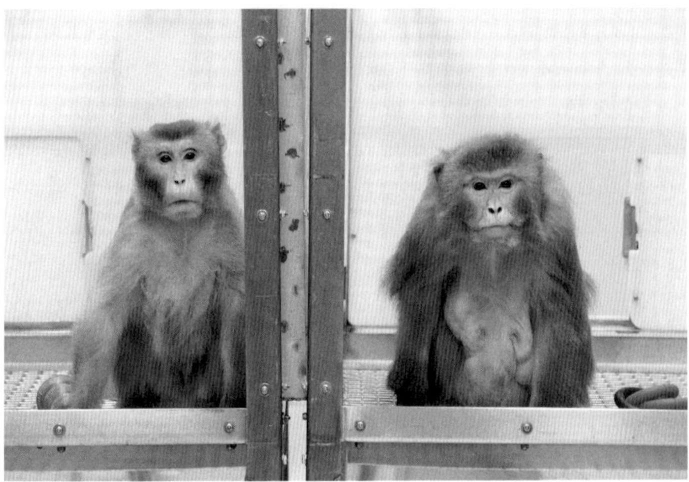

Einfluss einer reduzierten Energiezufuhr (CR) auf das äußere Erscheinungsbild von Rhesusaffen: links im 27. Lebensjahr, CR-gefüttert, rechts im 29. Lebensjahr, ad libitum gefüttert (konnten essen, was und wann sie wollten). [12]
Dieses Affenfoto ging weltweit durch die Presse. Im Unterschied zum rechten Affen zeigt der linke (Diät-)Affe deutlich mehr Agilität, ist schlanker und weist keine krankhaften Veränderungen auf.

Die 30-Jahres-Analyse an knapp 200 Rhesusaffen zeigte eindeutig, dass Affen mit knapper Kost länger lebten und deutlich gesünder waren als die meist überernährten und übergewichtigen Tiere, da sie permanent futtern konnten. Bei den energetisch auf Sparflamme ernährten Affen traten auch Erkrankungen wie Arthritis, Osteoporose, Krebs und Herz-Kreislauf-Leiden seltener auf. Die Diät-Affen lebten durchschnittlich zwei bis vier Jahre länger. Einige dieser Affen wurden ungewöhnlich alt: Sechs übertrafen den bisherigen Rekord von 40 Jahren, der älteste starb erst mit 43 Jahren! Die Kosten solcher Studien sind extrem hoch und es ist unwahrscheinlich, dass sie in absehbarer Zeit wiederholt werden. Daher werden neue Untersuchungsmodelle gesucht. Und tatsächlich: Französische Evolutionsbiologen der Forschungseinrichtung für Adaptive Mechanismen und Evolution des Centre National de la Recherche Scientifique in Brunoy (UMR CNRS/MNHN Mécanismes Adaptatifs et Evolution) wählten als Beobachtungsobjekt die kleinsten Lemuren aus. Die **Grauen Mausmakis** sind in Madagaskar beheimatete Primaten aus der Gruppe der Lemuren. Sie zählen zu den kleinsten bekannten Primaten und wiegen rund 60 Gramm bei 28 cm Körperlänge von Kopf bis Schwanzende. Mit sechs bis zehn Jahren haben sie eine vergleichsweise kurze, gut zu erforschende Lebensdauer. Die beeindruckenden Ergebnisse sind eindeutig: Die mit knapper Diät gehaltenen Miniäffchen lebten im Schnitt (Median) um 3,2 Jahre länger als ihre wohlernährten Artgenossen. Die Kalorienbeschränkung ergab eine Steigerung der maximalen Lebensdauer um mehr als 22 % (13,8 Jahre in der eingeschränkten Gruppe gegenüber 11,3 Jahren in der Kontrollgruppe). Die Art der Käfighaltung und Pflege blieb in beiden Gruppen gleich.

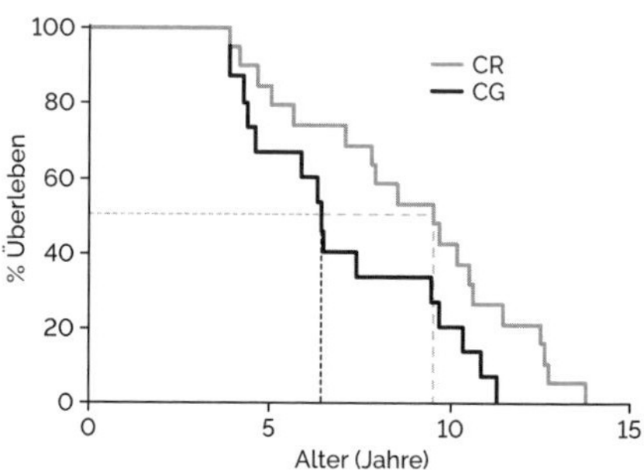

Förderung der Lebensdauer mit Kalorieneinschränkung bei Primaten

Überlebenskurven für die Gesamtmortalität von Mausmakis aus der Kontrollgruppe (CG in Schwarz) und der kalorienreduzierten Gruppe (CR in Grau). Das mediane Überleben beträgt 6,4 Jahre bei Kontrolltieren und 9,6 Jahre bei kalorienreduzierten Tieren (gepunktete Linien). [4]

Wenn Sie also beim nächsten »All you can eat«-Angebot wieder in Versuchung kommen, denken Sie daran: »Schlanke Affen leben länger!« (Zitat: Professor Stephan Martin, Chefarzt des Westdeutschen Diabetes- und Gesundheitszentrums). Aber Sie wissen auch: Menschen sind keine Affen.

CRONies – die Kaloriensparfüchse

Die Ergebnisse begeisterten die (vorwiegend wissenschaftliche) Welt derart, dass es heute eine ganze Reihe von CRONies und Gesellschaften gibt, die sich zum Ziel gesetzt haben, das (eigene) Leben durch kalorische Enthaltsamkeit zu verlängern. CRON steht für Calorie Restricted with Optimal Nutrition – Kalorienrestriktion bei optimaler Nährstoffzufuhr. Die erste Gesellschaft war die in den USA gegründete CR Society International. Sie wurde bereits 1994 von den Pionieren der CR-Forschung und dem CRONie erster Stunde Roy Walford und seinen Kollegen gegründet. Auch gibt es mehrere Medizin-Journals, die sich mit dem Thema Altern, Anti-Aging und Gerontologie beschäftigen, etwa das *Journal of Anti-Aging Medicine*, *Research on Aging* und das *Journal of Aging and Health*.

Langes Leben als Geschäft – Gesellschaften, die Langlebigkeit als Ziel haben

- → CR Society International
- → LongeCity
- → Immortalist Society

- → American Academy of Anti-Aging Medicine
- → Methuselah Foundation
- → Alliance for Aging Research
- → SENS Foundation
- → Life Extension Foundation

So schön die Effekte auch sind: Einen Haken aber hat die CR-Sache. Für CRONies in der Praxis bedeutet CR eine rund 25- bis 35%ige Reduktion der üblichen Kalorienaufnahme einer jeden Mahlzeit – das heißt, ein Viertel weniger zu essen, als man wirklich benötigt. Und zwar tagtäglich, jahrein, jahraus. Der entscheidende Unterschied zur Mangelernährung ist, dass CRONies zwar die Kalorien drastisch einschränken, aber penibel darauf achten, ausreichend essenzielle, also zufuhrpflichtige Nährstoffe aufzunehmen. Da versteht es sich von selbst, dass hier die Spaßfaktoren Essen & Schlemmen auf der Strecke bleiben – und wir uns bei falscher Umsetzung oder individueller Unverträglichkeit auf Dauer sukzessive von der Bildfläche weghungern (wie der Suppenkasper aus »Struwwelpeter«). CR bietet gesunden Methusalemisten vielleicht mehr Lebenstage, aber nicht mehr Lebensqualität.

An dieser Stelle setzt Intervallfasten an. Denn IF reglementiert weniger die erlaubte Kalorienaufnahme, sondern stattdessen die Mahl-Zeiten.

Evolution der Kalorien: von CR zu IF

Erkenntnisse aus der Chronobiologie, der Wissenschaft biologischer Rhythmen, zeigen, dass es nicht nur auf die insgesamt aufgenommene Kalorienmenge ankommt, stattdessen kann auch der Zeitpunkt der Nahrungsaufnahme entscheidend sein, ob man sein Wohlfühlgewicht erreicht. Bei IF ist der Mensch nicht ständig hungrig, sondern nur gelegentlich, das aber regelmäßig. Und der vielfach vollzogene Verzicht auf das Frühstück kommt vielen sehr gelegen, die morgens weder Hunger noch Zeit haben. Sie sind happy darüber, Bestätigung dafür zu bekommen, was sie zeitlebens spürten, wenn sie morgens das angeblich so wichtige Frühstück widerwillig hineinzwängten. Außerdem führt die Begrenzung des erlaubten »Essfensters« zu einer deutlich verringerten Energieaufnahme. Oder anders gesagt: Ständig essen zu können, verführt zu mehr Essen ...

Intervallfasten in Humanstudien

Erste Intervallfasten-Studien am Menschen begannen im Jahr 2005. [13] Danach explodierte das Forschungsinteresse und die Wissenschaftscommunity veröffentlicht seither eine Studie nach der anderen. Sehr gute Darstellungen liefern die Übersichtsartikel eines Forscherteams des National Institute on Aging des NIH in Baltimore aus dem Jahr 2018, erschienen in der *Science*: A time to fast. [14] und 2019 in dem berühmten *New England Journal of Medicine*: Effects of Intermittent Fasting on Health, Aging, and Disease. [15]

Bereits wenige Intervall-Fastentage erwirken komplexe Umstellungs- und Anpassungsprozesse des Stoffwechsels im Energie-, Mineralstoff-, Wasser- und Hormonhaushalt sowie im Immunsystem. Nahezu jedes Organsystem wie das Verdauungssystem oder das Nervensystem kann von regelmäßigen Esspausen profitieren. Viele der dabei erreichten Effekte entsprechen Beobachtungen unter kalorischer Restriktion.

Zusammenfassend lassen sich daraus folgende Schlüsse über die biologischen und metabolischen Effekte und möglicherweise gesundheitlichen Wirkungen von Intervallfasten ziehen:

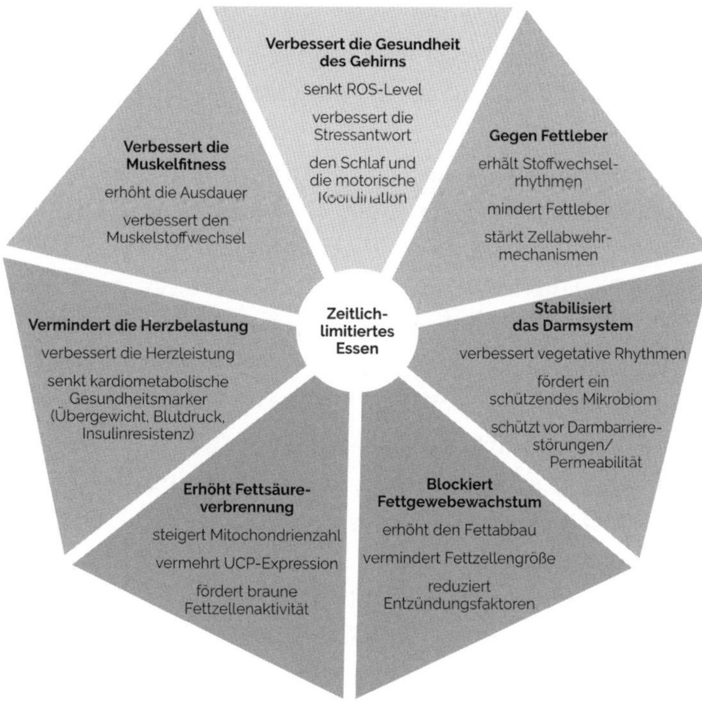

Übersicht biologischer Effekte. Abbildung zeigt: Postulierte gesundheitliche Effekte von intermittierendem Fasten auf Organsysteme [16]

ROS = freie Radikale/oxidativer Stress. ROS spielen bei der Zellalterung eine bedeutende Rolle. Dauerhaft niedrige ROS-Spiegel können die Lebensspanne verlängern.

UCP = Uncoupling Protein (Entkopplungsprotein) steigert die Aktivität von sehr stoffwechselaktivem, braunem Fettgewebe

Stoffwechsel und Herz-Kreislauf-System profitieren

Laut einer wissenschaftlichen Stellungnahme der American Heart Association können Zeitpunkt und Häufigkeit der Mahlzeiten auch positive Auswirkungen auf die Prävention von Herz-Kreislauf-Erkrankungen haben. [17]

Während Blutzucker- und Insulinspiegel sinken, steigt der Ketonspiegel. Diese »Brennstoffe« sind ein Indiz, dass die Fettverbrennung enorm ansteigt und man somit Stoffwechselstörungen wie Typ-2-Diabetes entgegenwirken kann. Positiv wird auch die Abnahme der Triglycerid- und LDL-Level, des »bösen« Cholesterin-Wertes, bewertet, die am Prozess der Arteriosklerose beteiligt sind. Interessant ist auch der Anstieg des sogenannten Adiponektins beim Fasten. Es wird von Fettzellen abgegeben und hat vielfältige positive Wirkungen auf den Fett- und Glukosestoffwechsel, insbesondere erhöht es die Empfindlichkeit der Zielgewebe auf das Zuckerhormon Insulin (Insulinsensitivität). In der Folge sinkt der Zucker- und Insulinspiegel im Blut. – Ein häufiges Ziel in der Gesundheitsprävention (und in der Ernährungsmedizin). Mit Abnahme der Fettmasse sinkt auch der Leptinspiegel, ein Hormon, das ebenfalls von Fettzellen gebildet wird. Niedrige Leptinwerte verbessern den Abbau von Fett und senken die Entzündungsneigung.

Des Weiteren sinkt neben dem Insulin-Wert auch der Insulin-Like Growth Factor (IGF-1), ein insulinähnlicher Wachstumsfaktor. Niedrige Werte werden mit niedrigem Krebserkrankungsrisiko assoziiert. Der Grund: Insulin und IGF-1 sind wachstumsfördernde Hormone, die das Zellwachstum anregen. Sind sie zu hoch, werden Zellwachstum und Krebsrisiko gefördert.

Während der Cortisolspiegel ansteigt, sinken Entzündungswerte wie der des c-reaktiven Proteins CRP. Menschen mit chronisch-entzündlichen Gelenkproblemen wie Rheuma (Arthrose und Arthritis) oder Darmerkrankungen wie Colitis ulcerosa profitieren von niedrigen CRP-Werten.

Wichtige Wachstumsfaktoren steigen beim Intervallfasten an

DHEA (Dehydroepiandrosteron) ist ein bedeutender Vorläufer der weiblichen und männlichen Sexualhormone. Es ist in der Anti-Aging-Medizin als »Verjüngungshormon« bekannt. Auffällig sind die sinkende Produktion von DHEA mit fortschreitendem Alter und ein Mangel an dieser Hormon-Vorstufe bei verschiedenen Erkrankungen. Beim Intervallfasten kann der DHEA-Spiegel ansteigen. Somatotropin, auch HGH (Human Growth Hormone) genannt, fördert die Bildung neuer Stammzellen und das Wachstum von Muskelzellen. BDNF (Brain-Derived Neurotrophic Factor) ist ein Nervenwachstumsfaktor, der die Neubildung von Neuronen und anderen Zellen des Nervensystems stimuliert. Ein bedeutsamer Fakt für die Prävention von Alzheimerdemenzen.

Darm und Verdauungssystem

»Insbesondere der Wechsel zwischen Diät und normaler Ernährung, und nicht nur die Diät allein, hat positive Effekte auf die Darmschleimhaut und führt zu einer teilweisen Verjüngung der Proteine in den Darmkrypten von alten Mäusen. Dies könnte als Untermauerung der positiven Auswirkungen der Ernährungsmethode Intervallfasten interpretiert werden«, so Dr. Alessandro Ori, Gruppenleiter am Leibniz-Institut für Alternsforschung in Jena in einer jüngst veröffentlichen Pressemitteilung. [18] Eine Besserung unterschiedlichster Befindlichkeitsstörungen des Verdauungstraktes, etwa chronischer Verstopfung oder anhaltenden Sodbrennens, ist auch das, was wir in Kurhäusern und Seminaren oft von Teilnehmern hören. Eigentlich logisch: Auch der Darm braucht einmal eine Verschnaufpause.

Die physiologische Antwort auf CR & IF

- → Fettverbrennung steigt an ...
- → Leberfett nimmt ab ...
- → Mitochondrienaktivität steigt an ...
- → Zelluläre Stressresistenz steigt an ...
- → Insulinsensitivität steigt ...
- → Fettmasse sinkt ...
- → Entzündungen nehmen ab ...
- → Oxidativer Stress nimmt ab ...

Zellalterung & Autophagie

Als Antwort auf eine reduzierte Energiezufuhr zeigen Zellstudien einen Anstieg zellschützender Stressproteine, verlangsamte Alterungsprozesse sowie eine gesteigerte Autophagozytose. [19] Zugegeben, das sind kompliziert klingende Fachbegriffe – und was soll das bringen? Hier ein Versuch der Klärung: Autophagie findet in jeder Zelle statt und bezeichnet die Selbstverdauung von alten, defekten Proteinen und Zellorganellen innerhalb einer Zelle. Dieser »Zellmüll« wird von einer Membran umschlossen und anschließend enzymatisch in Einzelteile zerlegt. Die Einzelteile werden recycelt und finden neue Aufgaben im Stoffwechsel. Sobald dieser (evolutionsbiologisch geniale) Müllbeseitigungsprozess durch eine Fehlregulation nicht gut oder schnell genug funktioniert, können Krankheiten wie Krebs und Alzheimer vermehrt auftreten. [20]

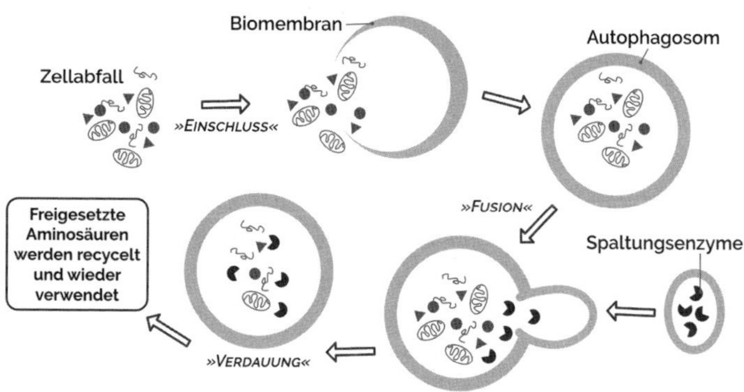

Autophagie – Großputz für die Zellen

Autophagie ist ein Mechanismus zur Überlebenssicherung der Zelle, zugleich auch ein Selbstmord-Programm für geschädigte Zellen, um das Überleben eines vielzelligen Organismus zu sichern. Die normal verlaufende Autophagie ist an wichtigen physiologischen Prozessen beteiligt. Dazu gehören:

- Überdauern natürlicher zellulärer Hungerzustände,
- Beseitigung von intrazellulären Eiweißablagerungen sowie geschädigten Organellen, z. B. Mitochondrien,
- Eliminierung von infektiösen Erregern (Bakterien, Viren).

Im höheren Alter und bei einer ganzen Reihe von Krankheiten laufen die Autophagieprozesse nicht optimal ab. Vielfach konnte gezeigt werden, dass Fasten ein potenter Autophagiestimulator ist. [21]

Zunächst Prof. Ohsumi bei Mäusen und später die Grazer Intervallfastenforscher Stekovic und Madeo beim Menschen konnten zeigen, dass kalorische Restriktion die Autophagie in Zellen steigert. Dabei ist es unwesentlich, um welche Intervallfastenart es sich handelt. Im Hungerzustand verwertet der Stoffwechsel alle Körperzellmaterialien, die er zur Energiegewinnung heranziehen kann. Hier macht er auch vor den molekularen Mülleimern nicht halt. [22]

> In diesem Kontext lautet die häufigste Frage: Ab wann setzt im Fasten Autophagie ein? Nach wie vielen Fastenstunden? Und wie kann das gemessen werden?

Führend in dieser Frage ist in Europa der Grazer Biologe Frank Madeo. Er und sein Team messen Prozesse der Autophagie aus Blutzellen fastender Menschen. Eine deutlich **verstärkte Autophagie** sieht er bei normalgewichtigen Probanden **nach 16 bis 24 Fastenstunden.** [23; 24]

Aber wie stark die zelluläre Müllbeseitigung abläuft, hängt auch vom Lebensstil und der Genetik des einzelnen Menschen ab. Und es hängt davon ab, wie viel (Rest-)Zucker und andere Nährstoffe im Gewebe schwimmen. Es liegen Hinweise vor, dass es bei übergewichtigen und diabetischen Patienten erst nach einigen Fastentagen zu einem Ketonanstieg kommen kann. Niedrige Spiegel an Glukose, bestimmten Aminosäuren, Insulin und IGF-1 fördern die Ketonbildung sowie Autophagieprozesse.

Aus den vorher genannten Gründen dürfen wir annehmen, dass es auch bei einem sehr übergewichtigen Menschen mit 16:8-Fasten zu einem Ketonspiegelanstieg kommt und dadurch die innere Hausmüllbeseitigung starten kann. Allerdings startet der Prozess erst nach einigen Intervallfastentagen (und nicht sofort).

Chronobiologische Grundlagen sprechen für IF

Über Kalorien, Chronobiologie und das Körpergewicht

Bis vor wenigen Jahren basierte die gesamte Ernährungswissenschaft primär auf zwei Ansätzen: Zum einen auf der Erforschung der Wirkung von zu vielen oder zu wenigen Kalorien, um Fragen nach der Unter- und Überernährung zu stellen. Mit dem Ergebnis, dass Überernährung zu Übergewicht führen kann und Unterernährung zu Untergewicht – und dass überernährte Menschen durch Kalorienreduzierung dünner und gesünder werden können. Zum anderen wurde die Auswirkung unterschiedlich zusammengesetzter Nährstoffrelationen auf Gesundheit und Krankheit erforscht. Über 11.000 Studien zielen genau auf die Frage ab: Welches Verhältnis von Kohlenhydraten, Eiweiß und Fett sowie von Mineralstoffen und Vitaminen sichert und fördert die Gesundheit? Die entsprechenden Forschungsergebnisse bestimmen unser Denken: Iss dies, unterlass das, das beste Essen ist genau das und kein anderes usw. Das Ergebnis der Unzahl an Studien lautet meistens: Iss ausgewogen, d. h. alle Nährstoffe im ausgewogenen Verhältnis. Wobei die Individualität des Menschen ein fortwährendes »Problem« darstellt – zumindest für alle Freunde standardisierter Ernährungsempfehlungen (die es aber niemals geben kann und wird). Persönliche Stoffwechseleigenheiten, genetische Prädispositionen und individuelle Präferenzen lassen »ausgewogen« zu einem sehr dehnbaren Begriff werden.

> »Ein besonders interessanter Aspekt ist, dass 1.200 Gene überhaupt erst im Fastenzustand aktiv sind, vor allem stoffwechselaktive Gene und solche, die das Immunsystem steuern«, so Satchin Panda.

Satchin Panda lehrt als Professor am Salk Institute for Biological Studies in Kalifornien und gilt als einer der renommiertesten Chronobiologen. Laut Panda zählt tägliches Zur-gleichen-Uhrzeit-Essen zu den wirksamsten Maßnahmen für einen gesund erhaltenden biologischen Rhythmus. Das gilt insbesondere für Frühstück und Abendessen. Zu spätes Abendessen oder ein süßer Snack um Mitternacht beeinträchtigt jedoch die innere Uhr und hat negative Auswirkungen auf den Stoffwechsel oder die Konzentrationsfähigkeit am nächsten Tag. [25]

Im Jahr 2012 begannen Chronobiologen um Prof. Panda in Experimenten an Mäusen zu untersuchen, welche Auswirkungen der Fütterungszeitpunkt auf Stoffwechsel und Körpergewicht hat. Pandas Ergebnisse überraschten die Fachwelt: Erwartungsgemäß nahmen Mäuse mit zeitlich unbeschränktem Futterzugang stark an Gewicht zu. Wenn genetisch identische Mäuse aber die gleiche Kalorienmenge innerhalb eines engen Zeitfensters aufnahmen, verloren sie an Gewicht. Erwartungsgemäß hätten beide Mäusegruppen dieselbe Gewichtsveränderung zeigen müssen. Nach 18 Wochen wogen die ad libitum gefütterten Mäuse 47,4 Gramm, wohingegen das Fressen im 8-Stunden-Zeitfenster zu 34,2 Gramm führte. [26] Der Lehrbuchsatz, eine Kalorie sei eine Kalorie und die gesamte Kalorienaufnahme eines Tages bestimme das Körpergewicht, geriet ins Wanken. Weitere Experimente zeigten ein noch verblüffenderes Bild: Selbst sehr fett- und zuckerreiches Futter, über ein Jahr lang verabreicht, hatte bei den Mäusen mit engen Esszeiten keine negativen Auswirkungen auf das Körpergewicht und führte nicht zu Stoffwechselstörungen. **Die begrenzte Fütterungszeit, also Intervallfasten, schützte die Mäuse vor den Folgen schädlicher Fütterung.** Panda spricht vom natürlichen Zirkadian-Code: Wenn die Fütterungszeiten im Einklang mit dem Zirkadian-Code der Mäuse standen, dann behielten sie ein gesundes Gewicht und blieben gesund.

»Der gesundheitliche Nutzen von täglichen, zeitbegrenzten Essfenstern kann nicht immer an der Waage abgelesen werden. Besserer Schlaf, weniger systemische Entzündungen, verbesserte Bewegungskoordination und ein höheres Maß an Energie sind häufig bemerkbar«, so Satchin Panda. [25]

Der regelmäßige Wechsel zwischen Fastenzeiten/Hungerphasen und Nahrungsaufnahme während eines Tages entspricht einer natürlichen Lebensweise und »aktiviert« den Stoffwechsel.

Exkurs: Chronobiologische Grundlagen und Essen, Trinken, Intervallfasten

Unsere wichtigste »innere Uhr« liegt im – Achtung, Zungenbrecher – suprachiasmatischen Nucleus im Gehirn. Er steuert beispielsweise den rhythmischen Wechsel des Cortisolspiegels im 24-Stunden-Verlauf, auch zirkadianer Rhythmus genannt. Tageslicht und Dunkelheit geben über Helligkeitssensoren (Melanopsin-Rezeptoren) in der Netzhaut und Reizweiterleitung an den suprachiasmatischen Nucleus der inneren Uhr den Takt vor. Doch neben dem Sonnenlicht bestimmen auch die Zeitpunkte der Nahrungsaufnahme und Nahrungskarenz über Zelluhren in Darm, Leber und Nieren den chronobiologischen Takt.

Kommt die innere Uhr aus dem Takt, beispielsweise durch Schlafmangel oder Völlerei am späten Abend, werden biologische Rhythmen durcheinandergewirbelt. Das (zirkadiane) Chaos kann so weit führen, dass es die Entstehung von Krankheiten wie Adipositas begünstigt. Die Wichtigkeit der chronobiologischen Forschung wurde 2017 mit dem Nobelpreis für Medizin gewürdigt.

Es werden zwei Chronotypen unterschieden:

- → Frühaufsteher (Chronotyp Lerche)
- → Langschläfer (Chronotyp Eule)

Ausgeprägte Morgenmenschen werden als »Lerchen« bezeichnet. Häufig frühstücken sie bereits früh am Morgen und sie essen gern ein reichhaltiges Frühstück. In der Bevölkerung liegt der ungefähre Anteil des Chronotyps Lerche bei ungefähr 25 %. Dagegen tendieren etwa 28 % zum anderen Extrem der »Eulen«. Sie verspüren den Drang, spät ins Bett zu gehen und morgens lang zu schlafen. Ausgeprägte Eulen frühstücken ungern und essen am Morgen in der Regel kleinere Portionen oder gar nichts.

Der Schlaftyp wird durch die innere Uhr mitbestimmt und ist genetisch vorgegeben. Aber angewöhntes Schlafverhalten, helles Tageslicht und Mahlzeitenrhythmen spielen ebenfalls eine Rolle und können die innere Uhr verschieben. Wer die eigene innere Uhr etwas verstellen möchte, kann das also tun, allerdings braucht es eine Gewöhnungszeit. [27]

Wenn Lerchen zu spät (am Abend) essen…

Spanische Forscher ermittelten unter 400 übergewichtigen und normalgewichtigen Teilnehmern zunächst den Chronotyp Lerche oder Eule. Daraufhin untersuchten sie den Zeitpunkt der gewohnten Nahrungsaufnahme und die Kalorienmenge und anschließend setzten sie das Körpergewicht (Fettanteil und BMI) ins Verhältnis. Sie schlussfolgerten: Bei normalgewichtigen Probanden entsprach der Zeitpunkt der Nahrungsaufnahme dem Chronotyp. Übergewichtige und fettleibige Probanden zeigten jedoch Mahlzeitenmuster, die nicht ihren chronobiologisch-physiologischen Rhythmen entsprachen. Wenn Lerchen spät am Abend aßen, waren sie eher übergewichtig. Nach Meinung der Autoren könnten Empfehlungen für Menschen mit Übergewicht zu mehr Erfolg führen, wenn Tagespläne neben reduzierter Kalorienaufnahme auch entsprechend dem Chronotyp empfohlen werden. [28]

Hungergefühl und Stoffwechsel

Der metabolische Switch: Hunger und Intervallfasten trainieren den Energie-Stoffwechsel und die Fettverbrennung

Mit IF wird ein sehr potenter Trainingseffekt gestartet. Der Körper lernt, regelmäßig den Zucker- und Insulinspiegel zu senken und sein Fett zu verbrennen und optimal auszunutzen. Das, was Forscher als »Stoffwechselschalter umlegen« bezeichnen, wird oft begleitet von einem Hungergefühl. In der folgenden Grafik ist zu erkennen, wie durch die längeren Esspausen der Blutzuckerspiegel niedrig bleibt und zudem regelmäßig der Ketonspiegel ansteigt. Die Ketone im Blut signalisieren Fettzellenabbau und Fettverbrennung. Intervallfaster berichten vom Aufschrei ihres knurrenden Magens, wenn der Stoffwechselschalter umgelegt wird. Wann aber der Schalter umgelegt wird, ist höchst individuell. Beim Praktizieren von Morgenfasten kann das erste Hungergefühl bereits um neun Uhr auftreten, während es bei anderen bereits Mittagszeit ist, wenn der echte

Hunger die Arena des Alltags betritt und das Verhalten bestimmt.

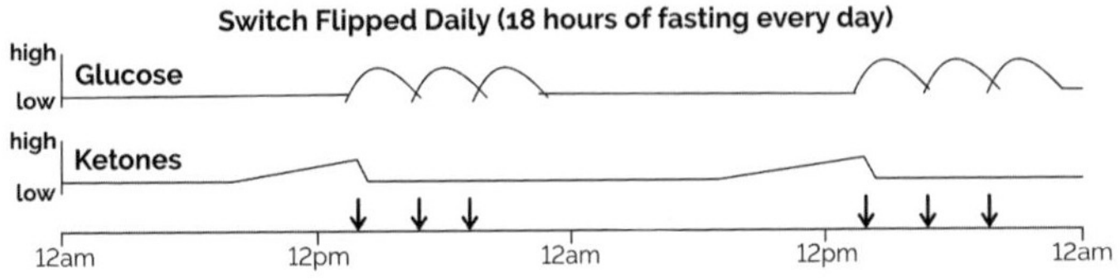

Stoffwechselschalter zwischen Zucker- und Fettverbrennung

In diesem Beispiel konsumiert die Person täglich alle Lebensmittel innerhalb eines Zeitfensters von sechs Stunden. Somit wird der Stoffwechselschalter nach zwölf Stunden Fasten umgelegt und bleibt jeden Tag ungefähr sechs Stunden lang angeschaltet, bis nach ungefähr 18 Stunden Fasten wieder Nahrung verzehrt wird. [29]

Allerdings kommt es nicht bei allen Personen zur gleichen Reaktion. Bei einigen Personen können mehrere Fastentage vergehen, bis ein Ketonspiegelanstieg sichtbar wird. Der Mensch ist auch hier ein Individuum.

Fazit

Zusammenfassend können wir konstatieren, dass zahlreiche Untersuchungen mit unterschiedlichen Formen der kalorischen Restriktion, von Caloric Restriction bis Intervallfasten, mannigfaltige gesundheitliche Effekte zeigen können. Mit Intervallfasten werden weite Teile des Organismus entlastet, Stoffwechsel und Organe erhalten eine Erholungspause und können sich regenerieren. Oftmals wird auch die Gesamtkalorienaufnahme deutlich reduziert. Darüber hinaus wird der Insulinspiegel besser reguliert (er sinkt) und Fett insgesamt besser abgebaut. Vor allem Magen- und

Darmprobleme, wie Völlegefühle, Dyspepsien, Blähungen, Aufgebläht-Sein, können wie von Geisterhand verschwinden.

Durch das Intervallfasten wird der echte, der körperlich-biologische Hunger in der Fastenphase wieder ein regelmäßiger Begleiter im Alltag. So lernt unser Körper, täglich aufs Neue auf seine Energiereserven zurückzugreifen – und das ist gut für den Stoffwechsel. Intervallfasten ist grundsätzlich für alle machbar und geeignet – wenn man gewillt ist, seine Fastenzeiten durchzuhalten, und sie in den Tages- und Wochenablauf integrieren möchte. Zeitgleich sind keine Nebenwirkungen bekannt, sofern man es nicht übertreibt und eine chronische Mangelernährung betreibt. Wichtig ist, dass der Intervallfaster in den Esszeiten (oder Essfensterzeiten) dem Körper das zuführt, was er braucht, um nicht in ein **Ernährungsdefizit** zu kommen.

Wichtig auch der Hinweis, dass die in der Wissenschaft beschriebenen potenziell positiven Effekte auf die Gesundheit sich nur dann entfalten können, wenn auch wirklich Kurzzeit-gefastet wird – also wenn **im Fastenintervall keine Kalorien aufgenommen werden, auch nicht in flüssiger Form (beispielsweise via Kaffee mit Zucker und/oder viel Milch, Softdrink oder Fruchtsaft)**. Dann sind die Chancen auf »Gesundheitsboostereffekte« am höchsten!

Aber – ist IF auch eine gute Methode, um dauerhaft Speck zu verlieren? Schließlich soll es ein sicheres und wirksames Dauerkonzept sein. Das nächste Kapitel liefert Antworten ...

Quellen

[1] Madeo et al. Essential role for autophagy in life span extension. J Clin Invest. 2015 Jan;125(1):85–93.

[2] Martin et al. Effect of calorie restriction on mood, quality of life, sleep, and sexual function in healthy nonobese adults: the CALERIE 2 randomized clinical trial. JAMA Intern Med. 2016 Jun 1;176(6):743–52.

[3] Colman et al. Caloric restriction delays disease onset and mortality in rhesus monkeys. Science. 2009 Jul 10;325(5937):201–204.

[4] Pifferi et al. Promoting healthspan and lifespan with caloric restriction in primates. Commun Biol. 2019 Mar 15;2:107.

[5] Spektrum.de: »Genetische Ursachen der Adipositas«; Craig and Craig. Epigenetics in Twin Studies. Med Epigenet. 2013;1(1):78–87; Mangino. Genomics of ageing in twins. Proc Nutr Soc. 2014 Nov;73(4):526–531.

[6] Craig and Craig. Epigenetics in Twin Studies. Med Epigenet 2013;1(1):78–87.

[7] Mangino. Genomics of ageing in twins. Proc Nutr Soc. 2014 Nov;73(4):526–531.

[8] Deutsches Primatenzentrum: »Rhesusaffe«

[9] Bodkin et al. Mortality and morbidity in laboratory-maintained Rhesus monkeys and effects of long-term dietary restriction. J Gerontol A Biol Sci Med Sci. 2003 Mar;58(3):212–219.

[10] Colman et al. Caloric restriction reduces age-related and all-cause mortality in rhesus monkeys. Nat Commun. 2014 Apr 1;5:3557.

[11] Mattison et al. Caloric restriction improves health and survival of rhesus monkeys. Nat Commun. 2017 Jan 17;8:14063.

[12] Bildnachweis: https://news.wisc.edu/newsphotos/monkeyDiet09.html

[13] Halberg et al. Effect of intermittent fasting and refeeding on insulin action in healthy men. J Appl Physiol. 2005 Dec;99(6):2128–36.

[14] Di Francesco et al. A time to fast. Science. 2018 Nov;362(6416):770–775.

[15] De Cabo and Mattson. Effects of Intermittent Fasting on Health, Aging, and Disease. N Engl J Med. 2019 Dec 26;381(26):2541–2551.

[16] Chaix et al. Time-Restricted Eating to Prevent and Manage Chronic Metabolic Diseases. Annu Rev Nutr. 2019 Aug 21;39:291–315.

[17] St-Onge et al. Meal Timing and Frequency: Implications for Cardiovascular Disease Prevention: A Scientific Statement From the American Heart Association. Circulation. 2017 Feb 28;135(9):e96–e121.

[18] idw – Informationsdienst Wissenschaft: »Altern und Diät haben Einfluss auf die Proteine im Darm«; Gebert et al. Region-Specific Proteome Changes of the Intestinal Epithelium during Aging and Dietary Restriction. Cell Rep. 2020 Apr 28;31(4):107565.

[19] Michalsen and Li. Fasting Therapy for Treating and Preventing Disease – Current State of Evidence. Forsch Komplementmed. 2013;20(6):444–53.

[20] Hayat, M. A. Autophagy: Cancer, Other Pathologies, Inflammation, Immunity, Infection, and Aging. Bd. 12. Cambridge: Academic Press. 2017.

[21] Martinez-Lopez et al. System-wide benefits of intermeal fasting by autophagy. Cell Metab. 2017 Dec 5;26(6):856–871.

[22] Stekovic et al. Alternate Day Fasting Improves Physiological and Molecular Markers of Aging in Healthy, Non-obese Humans. Cell Metab. 2019 Sep 3;30(3):462–476.

[23] Stekovic, S. Der Jungzelleneffekt. Wie wir die Regenerationskraft unseres Organismus aktivieren. Wien: edition a. 2018.

[24] UNIQA: »Intervallfasten: Weniger essen, länger leben?« (Interview mit S. Stekovic, 2019).

[25] Panda, S. Der Zirkadian-Code: Erholsam schlafen, Gewicht reduzieren, gesund sein. Kirchzarten: VAK. 2019.

[26] Hatori et al. Time restricted feeding without reducing caloric intake prevents metabolic diseases in mice fed a high fat diet. Cell Metab. 2012 Jun 6;15(6):848–860.

[27] Facer-Childs et al. Resetting the late timing of ›night owls‹ has a positive impact on mental health and performance. Sleep Med. 2019 Aug;60:236–247.

[28] Muñoz et al. The association among chronotype, timing of food intake and food preferences depends on body mass status. Eur J Clin Nutr. 2017 Jun;71(6):736–742.

[29] Anton et al. Flipping the Metabolic Switch: Understanding and Applying the Health Benefits of Fasting. Obesity. 2018 Feb;26(2):254–268.

12

Der ideale Schlankmacher unserer Zeit?

Wissen Sie, was das Hauptmotiv für eine Diät ist? »Klar«, werden Sie sagen, »Abnehmen zur Gewichtsreduktion.« Das stimmt.

Dabei steht Diät im Fachjargon für eine zeitlich befristete oder dauerhafte Ernährungsintervention zur Vermeidung oder Behandlung von Krankheiten. Entsprechend viele Diäten gibt es, beispielsweise gegen drohende Gichtanfälle oder eine Rheumadiät. Unter den zahlreichen Diäten tummeln sich sehr einfache Konzepte, wie die laktosefreie Diät. Bei Erfolg beseitigt sie schnell quälende Symptome. Anders schaut es aber mit Abnehmdiäten aus. Die unglaublich vielen Entfettungsdiäten auf dem Markt (es gibt mehrere hundert!) scheitern in den meisten Fällen, weil dauerhafte Beschränkungen von Kalorien oder Lieblingsspeisen schwer einzuhalten sind. Entsprechend hoch sind die Hoffnungen, die jahrein, jahraus auf den Coverseiten von Hochglanzmagazinen, Fitness- und Lifestyle-Journalen glänzen: Vielleicht klappt es dieses Mal und ich kann einige Kilos abnehmen? Dabei ist Abnehmen die leichteste Übung. Aber das neue Körpergewicht dauerhaft zu halten, ist das Dilemma, das mehr und mehr Menschen in die Hände plastischer Chirurgen treibt.

Ein Blick in die Amazon-Bücherliste zu »Intervallfasten« deckt schnell auf: Abnehmen ist der Hauptantrieb. Fast alle Buchtitel streben unmissverständlich die Hauptzielgruppe No. 1 an: den unzufriedenen Menschen, der nach Verbesserung seiner »Problemzonen« und Optimierung seiner »Figur« strebt. Der Schritt zur Fettabsaugung scheint logisch, sie verspricht die schnellsten Erfolge. Im Jahr 2018 wurden in Deutschland 63.694 Fettabsaugungen durchgeführt. [1] Allerdings sind auch hier die »Problemzonenerfolge« von kurzer Dauer.

Aber vielleicht haben wir mit Intervallfasten den Heiligen Gral der Diätenwelt entdeckt!?

Spieglein, Spieglein an der Wand – welche IF-Methode ist die beste im ganzen Land?

Wir kommen nun zum spannenden Teil des Kapitels. Sie werden sich die Frage gestellt haben, welche der häufig propagierten Intervallfastenarten die effektivste, ja die beste sei, um die eigenen »Problemzonen in den Griff« zu bekommen. Die Antwort lautet kurz & knapp: Keine und doch jede zugleich! Einzig Ihre persönliche Einstellung, Lebenswelt und Ihr individueller Körper und Stoffwechsel können diese Frage beantworten. Sie müssen sich also auf Forschungsreise begeben und es durch

Versuch und Beobachtung selbst herausfinden. Hierzu haben wir die Übungen zur Challenge entwickelt.

Wir wollen Ihnen dennoch auf den folgenden Seiten hochinteressante Einblicke in die aktuelle Studienlage zu unterschiedlichsten Intervallfastenarten servieren.

Ernährungswissenschaftler der University of Illinois werteten in einer Übersichtsarbeit mehrere Studien über Abnehmerfolge mit **Time-Restricted Eating** aus. In sechs von acht renommierten Humanstudien mit einer Laufzeit von vier Wochen und einem Essfenster von sieben bis zwölf Stunden verloren übergewichtige sowie normalgewichtige Teilnehmer rund 2 bis 5 % ihres Körpergewichts. Auch die Blutfettwerte – Triglyceride und LDL – waren vermindert, was das Herz-Kreislauf-Risiko senken kann. Die Ergebnisse zeigten aber auch, dass nicht alle Studien von Erfolg gekrönt waren und einige Probanden nicht mit Gewichtserfolgen belohnt wurden. [2]

Eine aktuelle Studie zur **8-Stunden-Diät** aus dem Jahr 2020 bestätigt andere Ergebnisse: Übergewichtige Probanden wurden zufällig in zwei Gruppen eingeteilt, in eine IF-Gruppe und eine Nicht-IF-Gruppe. Nach zwölf Wochen Studiendauer hatte die IF-Gruppe drei bis vier Kilo (ca. 4 %) Körpergewicht und 11 % Bauchfett (viszerales Fett) abgenommen. Dabei zeigte sich ein interessanter Effekt: Je enger das Essfenster, desto größer war der Verlust an Fettmasse und viszeralem Fett. Verbesserte Stoffwechselparameter waren jedoch nicht feststellbar. [3] [4]

Doch was ist besser? Das Morgen- oder das Abendfasten?

Frühessen gegen Spätessen: 400 fettleibige Spanier versuchen abzuspecken

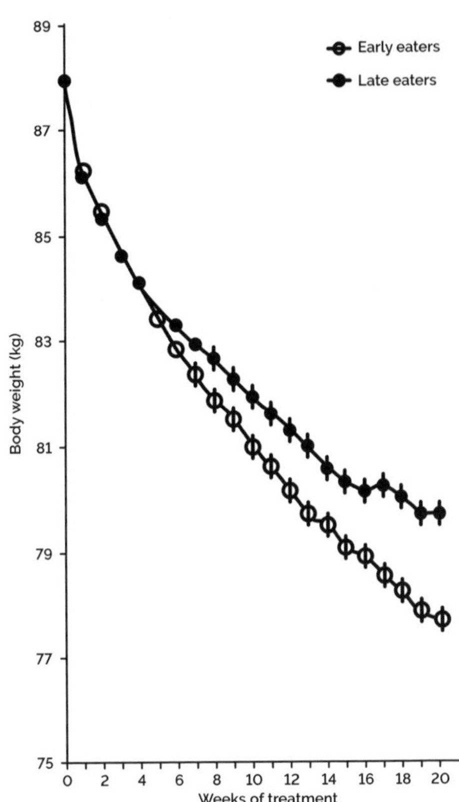

Frühesser nehmen mehr Kilos ab als Spätesser. [5]

In einer 20-wöchigen Abnehmstudie mit 400 übergewichtigen, in Spanien lebenden Teilnehmern haben Harvard-Forscher gemeinsam mit spanischen Kollegen im Jahr 2013 eindrucksvoll zeigen können, dass »Spätesser« weniger Gewicht abnahmen als »Frühesser«. Trotz gleicher Kalorienzahl und Nährstoffzusammensetzung nahmen die Spätesser im Durchschnitt acht Kilo ab. Bei den Frühessern waren es zehn Kilo. [6] Es komme demnach nicht allein auf die Fastenstundenzahl an oder wie viel und was wir essen, sondern auch darauf, *wann* wir essen!

Das vorläufige Ergebnis der Chronobiologen lautete: Beim **Dinner-Cancelling** werde im Vergleich zum Morgenfasten eine höhere Körpergewichtsabnahme erzielt. Esspausen in der zweiten Tageshälfte seien günstiger für den Stoffwechsel. Die abendliche Abstinenz beeinflusse den Hormonspiegel positiv, es werde nachts mehr vom Wachstumshormon Somatropin und mehr Melatonin ausgeschüttet, die für den Regenerationsstoffwechsel zuständig sind und das biologische Altern verlangsamen. Was aber tun, wenn Dinner-Cancelling zu Stress aufgrund von sozialen und familiären Spannungen führt?

Das einzig wahre Intervall, das für Sie das beste ist, können nur Sie selbst intuitiv herausfinden! Finden Sie Ihren eigenen Rhythmus!

Vielleicht geben uns die Ergebnisse anderer Intervallfastenmethoden Klarheit zur Frage, welcher Ansatz der beste ist?

Sechs Monate alternierendes Fasten führen nicht zu Mangelernährung

Eine Publikation aus dem Jahr 2019 des Grazer Biologenteams um Prof. Frank Madeo erschien in der renommierten *Cell Metabolism*. Die Forscher zeigten an 60 gesunden, nicht fettleibigen Menschen eindrucksvoll, dass alternierendes Fasten (ADF = Esstage und Fastentage im Wechsel) eine einfache und sichere Alternative zu kalorienreduzierten Diäten ist. ADF erwies sich als sicher und führte nicht zu einer Mangelernährung. Nach sechs Monaten waren Immunfunktion und Knochengesundheit nicht negativ beeinträchtigt, während Herz-Kreislauf-Risikoparameter gesenkt wurden. Zusammenfassend erklären die Forscher: ADF kann über mehrere Monate lang sicher praktiziert werden. Ein vierwöchiges ADF verringerte das Körpergewicht um 4,5 % und verbesserte das Fettmasse-zu-Muskelmasse-Verhältnis. [7]

Übergewichtige Typ-2-Diabetiker fasten 24 Monate an zwei Tagen in der Woche

Eine australische 1-Jahres-Langzeitstudie veröffentlichte 2018 die Ergebnisse von 137 übergewichtigen, diabetischen Männern und Frauen. Die Teilnehmer wurden zufällig in zwei Gruppen eingeteilt, in eine mit **5:2-Fasten** und in eine andere mit Standarddiät und 1.200–1.500 kcal/Tag. Interessant ist die Studie deshalb, weil die Betreuungszeit und die Kosten für die Teilnehmer möglichst niedrig gehalten wurden. Neben einer kurzen Einführungsschulung, der Ausgabe schriftlicher Unterlagen und dem Angebot, in den ersten Monaten eine Ernährungsberatung in Anspruch zu nehmen, gab es keine weiteren Hilfen. Wie lauteten die Ergebnisse? Bis zum Jahresende stiegen in der Standarddiätgruppe 31 % der Teilnehmer aus. In der 5:2-Gruppe waren es 27 %, aber mit dem Unterschied, dass bei einem Abbruch ein Wiedereinstieg leicht möglich war, während der Ausstieg in der Diätgruppe häufig endgültig blieb. Das Beste aber: Die Teilnehmer der 5:2-Gruppe nahmen rund sieben Kilogramm ab, im Schnitt 1,8 Kilo mehr als bei der Standarddiät. Die Langzeitstudie zeigte die Vorteile von Intervallfasten: eine sichere und einfache Methode, die leicht und dauerhaft umgesetzt wird und hervorragende Ergebnisse liefert. Selbst nach 24 Monaten konnten gute Ergebnisse erzielt werden: Die übergewichtigen Teilnehmer hatten immerhin noch vier Kilo weniger auf der Waage als zum Studienbeginn. Einige erzielten sogar einen Gewichtsverlust von 12,5 Kilo. [8; 9]

IF gegen Abnehmdiät: Übersichtsarbeit diskutiert Ergebnisse von elf Studien

2019 wertete ein Forscherteam der University of Colorado elf Studien aus, die den Gewichtsverlust unterschiedlicher Intervallfastenarten mit dem herkömmlicher Abnehmdiäten mit 1.200–1.600 kcal/Tag verglichen. Es wurden nur Studien mit mehr als acht Wochen Diätdauer ausgewertet. Im Ergebnis nahmen die übergewichtigen Probanden beider Methoden durchschnittlich 3 bis 9 % bzw. drei bis zehn Kilogramm ab – und das fast unabhängig von der Art der Kalorienbeschränkung. Aber welche Vorteile boten Intervallfastenkonzepte? Immer wieder zeigte sich, dass **Intervallfasten leichter durchführbar** war, gut toleriert wurde und metabolische Risikoparameter senken konnte. Laut den Autoren unschlagbare Vorteile. [10]

Je strenger (enger das Essfenster), desto besser? Sechs Stunden treten gegen vier Stunden an

Um der Frage auf den Grund zu gehen, haben Forscher der Universität in Chicago im Jahr 2020 an übergewichtigen Probanden zwei strenge Fastenvarianten untersucht: Bei der besonders strengen Gruppe lag der Zeitraum, in dem gegessen werden durfte, bei nur vier Stunden (20 : 4), bei der anderen bei sechs Stunden (18 : 6). Parallel dazu lief eine Kontrollgruppe. Per Zufall wurden die Teilnehmer in die Gruppen eingeteilt.

Überraschend: Im Schnitt hatten die übergewichtigen Teilnehmer beider Intervallfasten-Gruppen nach zwei Monaten

3 % ihres Körpergewichts abgenommen. Beide Konzepte haben gewirkt, und das gleich gut. Auch Insulinwerte und Werte zum oxidativen Stress verbesserten sich durch die Maßnahmen.

Das Ergebnis untermauert weiter unsere Individualität. Ob 16, 18 oder 20 Fastenstunden: Sie selbst entscheiden, wie groß Ihr Fastenfenster sein darf. [11]

Trotz der vielen Studien: Zur Frage nach der optimalen Mahlzeitenhäufigkeit bleibt die Studienlage unklar. Wissenschaftler aus Deutschland näherten sich einer Antwort auf diese Frage mit einem systematischen Review. In die Recherche wurden nur randomisierte, kontrollierte Studien (RCTs) eingeschlossen, die länger als zwei Wochen andauerten und zwei bedarfsgerechte Mahlzeitenhäufigkeiten verglichen (z. B. 1 bis 8 Mahlzeiten/Tag). In die Analyse flossen die Ergebnisse von 22 RCTs mit 647 Studienteilnehmern ein. Das Freiburger Forscherteam analysierte in einer Netzwerk-Metaanalyse, ob es eine bestimmte Mahlzeitenhäufigkeit gibt, die in Bezug auf das Körpergewicht und den Körperfettanteil vorteilhaft ist. Die umfangreiche Analyse zeigte, dass es bei **einer** oder **zwei Mahlzeiten** am Tag Vorteile für das Körpergewicht geben kann. Allerdings sind diese Vorteile nur schwach ausgeprägt und nicht durchgängig. Es gebe keine robuste Evidenz dafür, dass sich eine Verminderung der Mahlzeitenhäufigkeit positiv auf Körpergewicht, BMI und Körperfettanteil auswirke. [12]

Für uns bleibt das wichtigste Ergebnis: Keine IF-Methode war und ist »besser« als die andere. Sie müssen selbst herausfinden, welche Methode zu Ihnen passt. Gehen Sie dabei intuitiv vor. Und erfahren Sie die Vorteile von intuitivem Intervallfasten:

→ Keine zeitlichen Vorschriften

- → Fastenzeiten sind frei und spontan wählbar – passend zur individuellen Chronobiologie
- → Beliebig Mahlzeiten weglassen → individuelles »Meal Skipping«
- → Körperbewusst, selbstbestimmt, situationsgerecht, flexibel anpassbar
- → Lernen Sie, nach Ihrer »inneren Uhr« zu essen, zu leben und sich rundum wohler zu fühlen

Intervallfasten hat schon zahlreichen Menschen geholfen. Bekannt geworden in der »Fastenszene« ist auch der Videobericht des Kardiologen Dr. Stefan Waller alias »Dr. Heart« – er wagte den Selbstversuch und ließ sich von IF überzeugen: »Das Ergebnis hat mich überrascht …« [13]

Eine typische Meldung, die man so in der Art häufig liest, hört und in Kursen oft persönlich erzählt bekommt, lautet in etwa: »Ich bin Mitte 40 und intervallfaste seit 18 Monaten nach 16 : 8. Nach zehn Monaten hatte ich 22 Kilo abgenommen und daher habe ich es auf fünfmal pro Woche reduziert. Damit halte ich mein Gewicht. Das ist super! Ich hatte am Anfang Hungergefühle und fand das klasse (›JETZT nehme ich ab!‹). Gefühlsmäßig ging es mir immer besser, ich war ausgeglichen und insgesamt fröhlicher.«

Aber nicht alle profitieren im gleichen Ausmaß. In unseren Seminaren und Fastengruppen sprechen wir mit den Teilnehmern oft über bereits gemachte Fastenerfahrungen im Alltag. Während einige nach anfänglichen Gewichtserfolgen eine Stagnation erleben, nehmen andere sehr viel ab. Darunter auch Teilnehmer, die lediglich durch konsequentes Weglassen von Zwischenmahlzeiten und abendlichen Verzicht auf Alkohol und Süßigkeiten enorm abgespeckt haben.

Durchweg aber berichten Teilnehmer, die Intervallfasten ausprobiert haben, von einem besseren Wohlgefühl. Die **Deutsche Fastenakademie** und angeschlossene ausgebildete Fastenleiter*innen empfehlen in ihren Fastenkursen, regelmäßig Intervallfasten im Anschluss an eine Fastenwoche durchzuführen. Der Vorteil: Nach einigen Fastentagen ist der Stoffwechsel vollständig umgeschaltet und die Fettverbrennung läuft optimal ab. Daraufhin werden Esspausen und Fastentage im Alltag bestens toleriert. Spielend leicht kann der Intervallfaster auf das kurz vorher erlebte positive Fastenerlebnis zurückgreifen. Leider zeigt die Erfahrung, dass viele nicht bei dem von ihnen gewählten Intervallfasten bleiben und stattdessen wieder in ihr altes Essmuster zurückfallen. Gewichtszunahme, Völlegefühl und Unwohlsein kehren zurück. Daher muss die Lösung eine andere sein. Häufige Fragen und Tipps rund um das Intervallfasten finden Sie auf unserer Facebook-Seite zum Buch.

Fazit

Der Mensch ist einzigartig, Sie sind einzigartig! Auch bei der Frage nach dem besten Intervallfastenkonzept in puncto Abspecken haben wir gesehen, dass die Studienlage nicht eindeutig darauf antworten kann. Ja, dass die zahlreichen Studien zu der Frage keine eindeutige Antwort geben können. Es gibt Menschen, die sogar bei einem Fastentag in der Woche (6 : 1) ganz hervorragend abgenommen haben, während andere erst durch die Kombination von Dinner-Cancelling mit der 5:2-Methode glücklich wurden. Nichts geht also über den Selbstversuch. Lassen Sie Ihren Körper entscheiden und wagen Sie mit dem nächsten Kapitel das **essen**ziellste Abenteuer Ihres Lebens: intuitives Intervallfasten.

QUELLEN

[1] Statista: »Häufigste Schönheitsoperationen in Deutschland nach Art des Eingriffs im Jahr 2018«.

[2] Rothschild et al. Time-restricted feeding and risk of metabolic disease: a review of human and animal studies. Nutr Rev. 2014 May;72(5):308–18.

[3] Chow et al. Time-Restricted Eating Effects on Body Composition and Metabolic Measures in Humans who are Overweight: A Feasibility Study. Obesity. 2020 May;28(5):860–869.

[4] McHill et al. Later circadian timing of food intake is associated with increased body fat. Am J Clin Nutr. 2017 Nov;106(5):1213–1219.

[5] Nachweis: https://www.nature.com/articles/ijo2012229

[6] Garaulet et al. Timing of food intake predicts weight loss effectiveness. Int J Obes. 2013 Apr;37(4):604–11.

[7] Stekovic et al. Alternate Day Fasting Improves Physiological and Molecular Markers of Aging in Healthy, Non-obese Humans. Cell Metab. 2019 Sep 3;30(3):462–476.

[8] Carter et al. Effect of Intermittent Compared With Continuous Energy Restricted Diet on Glycemic Control in Patients With Type 2 Diabetes: A Randomized Noninferiority Trial. JAMA. 2018 Jul;1(3):e180756.

[9] Carter et al. The effect of intermittent compared with continuous energy restriction on glycaemic control in patients with type 2 diabetes: 24-month follow-up of a randomised noninferiority trial. Diabetes Res Clin Pract. 2019 May;151:11–19.

[10] Rynders et al. Effectiveness of Intermittent Fasting and Time-Restricted Feeding Compared to Continuous Energy Restriction for Weight Loss. Nutrients. 2019 Oct 14;11(10):2442.

[11] Cienfuegos et al. Effects of 4- and 6-h Time-Restricted Feeding on Weight and Cardiometabolic Health: A Randomized Controlled Trial in Adults with Obesity. Cell Metab. 2020 Jul 8; S1550-4131(20)30319-3.

[12] Schwingshackl et al. Impact of Meal Frequency on Anthropometric Outcomes: A Systematic Review and Network Meta-Analysis of Randomized Controlled Trials. Adv Nutr. 2020 May 21;nmaa056.

[13] DocCheck: »Intervallfasten: Ein Kardiologe wagt den Selbstversuch«. URL: https://www.doccheck.com/de/detail/articles/27125-intervallfasten-ein-kardiologe-wagt-den-selbstversuch

13

I^3 – Individuell Intuitiv Intervallfasten

Wie sagt der Volksmund so schön: Gleich und gleich gesellt sich gern. Und genau dieses Sprichwort bringt es auf den Punkt. Wir, die Volksmünder, sind evolutionsbiologisch wie gemacht für die Melange aus IE und IF. Beide vergleichbaren Essformen gesellen sich und verschmelzen zur perfekten Symbiose: I^3 – Individuell Intuitiv Intervallfasten.

Auf Basis der vorherigen Kapitel kennen Sie nun en détail die Vorzüge, potenziellen Benefits und Gemeinsamkeiten von IE und IF. Im Folgenden möchten wir kurz und knapp die wesentlichen Elemente dieses Neo-Schmelztiegels, zu dem die beiden Essstile nun vereint sind, resümieren und wirken lassen – bevor es für Sie ans »Eingemachte« geht: Freuen Sie sich auf Ihre ganz persönliche I^3-Challenge ....

Was haben IE & IF gemeinsam?

Grundsätzlich gilt sowohl für IE als auch IF: »Viele Wege führen nach Rom.« Konkret: Es gibt keine international anerkannte, offizielle Definition für intuitives – gern auch genannt: achtsames (mindful) – Essen oder für die vielen Formen des IF. Besonders die diversen Versionen des IF, die durch allerlei Zahlenspielereien glänzen, sind frei erfunden, damit sie die Anbieter unterschiedlich vermarkten und exklusiv verkaufen können. Weder für die zahlreichen IF-Formen noch die IE-Varianten gibt es irgendeinen Beweis, dass eine davon besser oder schlechter ist als der »Rest vom Fest«. Das einzig wahre Intervall, das für Sie persönlich das beste ist, können nur Sie selbst herausfinden – und zwar intuitiv. Kommen wir nun zum zentralen Bindeglied:

Habe Hunger!

Die elementar-vereinende evolutionsbiologische »Klammer« von IE und IF ist zweifelsohne der echte, der körperlich-biologische **Hunger**. Auf diesen Kern der Ernährung kommt es an, er ist der essenziellste Trieb zur Lebenserhaltung – der auch bei I³ im Fokus steht. Hunger entsteht nur durch Karenz, also in den Phasen am Tag, in denen man nichts isst. Und da sind wir bei der zweiten elementaren Gemeinsamkeit: dem **Fastenintervall**. Und genau dieser Wechsel zwischen Fastenzeiten/Hungerphasen und Nahrungsaufnahme während eines Tages entspricht einer natürlichen Lebensweise und »aktiviert« den Stoffwechsel.

Des Weiteren wird durch das Fastenintervall der Organismus entlastet, Stoffwechsel und Organe können sich gut regenerieren. Darüber hinaus wird der Insulinspiegel besser reguliert (er sinkt) und Fett insgesamt besser abgebaut. Oftmals wird währenddessen auch die Gesamtkalorienaufnahme deutlich reduziert – was dazu führt, dass Sie mit intuitivem Intervallfasten spürbar **abnehmen**.

Das Zieltrio: gesund, jung & schlank

Sie wissen nun auch, dass zahlreiche wissenschaftliche Studien sowohl für IE als auch IF einige vielversprechende Ergebnisse geliefert haben, die eine positive Wirkung auf die **Gesundheit**, das schlanke **Körpergewicht** und die **Lebenslänge** (die »Jugend der Zellen«) vermuten lassen. Wir sprechen in diesem Kontext ganz bewusst von »vermuten«, denn es gibt in der gesamten Ernährungsforschung keine belastbaren Kausalevidenzen, also keine echten wissenschaftlichen Beweise für eindeutige Ursache-Wirkungs-Beziehungen – für die relevanten klinischen Endpunkte wie Herzinfarkt, Schlaganfall, Krebs und Sterblichkeit fehlen diese Kausalitäten beim Menschen. Stattdessen wissen Sie: Es handelt sich stets um Korrelationen, also statistische Zusammenhänge. In puncto **Abnehmen** hingegen scheint die Sachlage klar: Sowohl mit IE als auch mit IF lässt sich grundsätzlich genauso gut schlanker werden wie mit jeder anderen Diät. Und da beides kombiniert wird, ist realistisch anzunehmen, dass einige überflüssige und unerwünschte Pfunde »Goodbye« sagen werden – oder besser: »Auf Nimmerwiedersehen« ...

Viel Positives, nichts Negatives = ...?

Hinzu kommt, und das ist glasklar zu konstatieren: Weder für IE noch für IF liegen konsistente Studiendaten vor, die negative Effekte beider Essformen beschreiben – und damit die Hypothese eines Schadeffekts erlauben würden. Also sprechen wir hier von zwei unterschiedlichen, aber vergleichbaren Ernährungsformen, die beide **unabhängig** voneinander studiengemäß positive Wirkungen ausüben können – ohne dabei ungesunde Nebenwirkungen zu zeigen. Was also sagt der gesunde Menschenverstand dazu, wenn diese beiden Essstile nun verschmelzen? Die Wahrscheinlichkeit für mehr Gesundheit, ein schlankes Körpergewicht und junge Zellen erhöht sich, verdoppelt sich vielleicht sogar. Wir sprechen hier von persönlicher Erfahrung, eigenen Beobachtungen, logischen Rückschlüssen und gesundem Menschenverstand – und hinzu kommt: Spricht aus wissenschaftlicher Sicht irgendein handfestes Argument dagegen, intuitives Intervallfasten als seinen persönlichen Essstil auszuwählen? Ganz sicher nicht.

Sichere Soft Skills

Auch wenn für die harten klinischen Endpunkte die relevanten Daten fehlen und es diese auch niemals geben wird (da, Sie wissen es, die erforderlichen Kausalevidenzen für keine Ernährungsweise der Welt geliefert werden können), so ist doch so gut wie sicher:

Wer mit intuitivem Intervallfasten gut klarkommt, wer damit Spaß, Freude und ein gutes Gefühl erlebt, der wird mit Folgendem belohnt: **Wohlbefinden, Zufriedenheit, Lässigkeit, Selbst-Bewusstsein & -reflexion, Lebensqualität sowie Unabhängigkeit und Freiheit.**

Liest sich gut, da sagt man nicht nein. Dass alle diese erfreulichen und erstrebenswerten emotionalen Effekte sich auch signifikant spürbar positiv auf die Gesundheit, das schlanke Körpergewicht und das »gefühlte Lebensalter« auswirken, das erscheint mehr als plausibel und wahrscheinlich.

Es kann nur einen Weg geben …

Aufgrund unserer jahrzehntelangen Erfahrung und Expertise in den Bereichen IE und IF sind wir nicht nur aus wissenschaftlicher Sicht, sondern auch und insbesondere von ganzem Herzen der reinen Überzeugung, Ihnen mit I³ die natürlichste und damit beste Form(el) der menschlichen Ernährung zu liefern. Denn keine der gängigen Ernährungsformen und keiner der »Besser-Esser-Hypes« wie beispielsweise vegan, paläo oder keto kann in puncto positiver Erkenntnisse bei fehlenden Negativeffekten mit I³ mithalten. Daher sind wir als unabhängige Ernährungswissenschaftler klar der Meinung:

Sie möchten nicht nur in harmonischem Einklang von Körper und Geist, mit Selbstliebe und -bewusstsein angstfrei essen? Sondern Sie wollen dabei auch ein Plus an Gesundheit, abnehmen und Ihr schlankes, biologisches Wohlfühlgewicht erreichen? Wenn Sie sich dabei noch jung und dynamisch fühlen wollen, dann kann es nur einen Weg geben, der dies ermöglicht: Individuell Intuitiv Intervallfasten. Denn wenn zwei evolutionär bewährte Essweisen verschmelzen, dann ist es nicht vermessen, zu sagen: Das ist ein neuer, ein revolutionärer Essstil. In diesem Sinne:

Wenn Sie das auch so sehen, dann freuen wir uns! Und wünschen Ihnen nun viel Spaß, Genuss und Erfolg bei Ihrer ganz persönlichen I³-Challenge.

Ihre Diplom-Oecotrophologen
Andrea C. Chiappa und Uwe Knop

14

Die I^3-2-Wochen-Challenge

Nach der ausführlichen Theorie zu IF und IE wird es nun höchste Zeit für die Praxis, für das wahre Leben mit echtem Essen. Dazu haben wir Ihnen die I^3-2-Wochen-Challenge erstellt, mit der Sie auf Basis entsprechender praktischer Übungen ganz leicht herausfinden, ob I^3 genau nach Ihrem Geschmack sein wird. Es geht dabei im Kern darum, dass Sie sich in diesen 14 Testtagen selbst besser kennenlernen, um so Ihren ganz persönlichen Weg zu I^3 zu finden.

Vorab dazu gerne noch folgende Hinweise

Mit der Challenge und dem neuen Essstil »Intuitiv Intervallfasten« möchten wir Ihnen keinen neuen dogmatischen Ansatz offerieren, den es streng zu »befolgen« gilt – sondern es geht ganz einfach darum, dass Sie wieder intensiver »ins Spüren kommen« und mehr zu sich selbst finden. Niemand sollte sich also schlecht fühlen oder gar »verurteilen«, wenn gelegentlich nicht aus Hunger, sondern aus anderen Gründen gegessen wird oder die avisierten Intervalle »gebrochen« werden (das alles gibt es bei jedem im Alltag immer mal wieder).

Dieses Thema und mehr können Sie mit anderen I³-lern diskutieren: Wenn Sie bei Ihrer Challenge den Austausch mit Gleichgesinnten wünschen, dann werden Sie einfach Mitglied der Facebook-Gruppe:

INTUITIV INTERVALLFASTEN
(*www.facebook.com/groups/Intuitiv.Intervallfasten*)

Geben Sie dazu nach Ihrer Beitrittsanfrage einfach die Seitenzahl dieser Buchseite an, um aufgenommen zu werden. Mit dieser Abfrage wird gewährleistet, dass alle Gruppenmitglieder den gleichen Wissensstand haben – und so ein konstruktiver Austausch auf Augenhöhe erfolgen kann.

Sie finden die folgenden Challenge- und Auswertungsbögen auch als PDF zum einfachen Download auf

intuitiv-intervallfasten.de

Nun erst einmal viel Freude, Erfolg und schöne Erlebnisse beim Einstieg in die Erfahrungsreise zu Ihrem neuen kulinarischen Ess-Ich!

Phase IE/Woche 1: Mein einzigartiger Hunger

In der ersten Woche der I³-Challenge dreht sich alles um Ihren Hunger – denn der echte, der körperlich-biologische Hunger ist die Leitemotion Nummer 1 des IE, das »archaische Urgefühl« zur Lebenserhaltung, Ihr ganz persönlicher Wegweiser zu I³. Daneben gilt es, sich genauso intensiv mit dem »Counterpart-Feeling« des Hungers zu beschäftigen: der Sättigung. Wann und wie fühlen Sie sich richtig schön wohltuend satt und gesättigt?

In unserer ersten Übung lernen Sie nun, auf die Hungersignale »aus der Tiefe des Bauches« zu hören, sie richtig zu interpretieren – und dementsprechend in der Challenge-Tabelle zu notieren. Wichtig: Erst dann, wenn Sie den echten Hunger spüren, sollten Sie auch essen – nicht früher, gern ein wenig später, aber auch nicht gefühlt sehr viel später. Denn je länger Sie den Hunger unterdrücken und ihn damit ausreizen und anwachsen lassen, desto stärker wird das Verlangen nach Nahrung und die »Obsession« zu essen. Dieser ausgewachsene Bärenhunger macht es dann immer schwerer, gezügelt, langsam, entspannt und bewusst zu essen – das Idealziel des IE. Um zu spüren, wann und ob Sie tatsächlich Nahrung, Energie, also etwas zu essen, brauchen, achten Sie primär auf die »Anweisungen« Ihres Körpers.

Fokussieren Sie sich dabei sehr genau auf Ihre Empfindungen und Gefühle während des Essens – so vermeiden Sie, dass Ihre »Mahlzeiteneinnahme« zu einem unbewusst ablaufenden Nebenher-Standardprozess wird. Essen Sie stattdessen bewusst und achtsam – dazu gehört idealerweise, in Ruhe zu essen und ohne große Ablenkungsmanöver. Die Sinneswahrnehmungen von Geruch, Konsistenz, Geschmack, Wärme/Kälte, Optik und Haptik sollten dabei »geschärft« und fokussiert werden. So viel fürs Erste als kleiner »Handwerkskasten für Hungerexperten«.

Als »introvertierte Vorbereitung« beantworten Sie die folgenden Fragen offen und ehrlich zu sich selbst. So lernen Sie sich, Ihren Körper und seine essinstinktiven Leitemotionen nach der praktischen Challenge besser kennen und lieben.

1. Spüren Sie die initialen Hungersignale

- → Wie fühlt sich Ihr Hunger an?
- → Empfinden Sie Magenknurren, eine Leere, ein Ziehen im Magen?
- → Erscheinen zunehmend Bilder und Gedanken von leckerem Essen in Ihrem Bewusstsein/vor dem inneren Auge?
- → Fühlen Sie sich schwach, unkonzentriert – oder eher fokussiert und »sinnesgeschärft«?
- → Was ist für Sie das zentrale Signal, das Ihren Hunger ankündigt?
- → Wie oft am Tag bekommen Sie echten Hunger?

2. Erkennen Sie die »Entwicklungsstufen« Ihres Hungers

- → Spüren Sie, wie er nach und nach stärker wird?
- → Was genau passiert?
- → Worauf werden Ihre Sinne fokussiert?
- → Wie lange können und wollen Sie Ihren Hunger ausreizen?
- → Wo ist die »Schmerzgrenze« erreicht, bei der Sie unbedingt etwas essen müssen?

3. Stillen & befriedigen Sie den Hunger

- → Lässt sich Ihr Hunger durch mehrere Nahrungsmittel/verschiedene Mahlzeiten sättigen?
- → Wie groß ist das Spektrum der »freigegebenen« Nahrungsmittel/Mahlzeiten, mit denen Sie Ihren Hunger stillen?
- → Warum wollen Sie genau das essen und warum gerade jetzt?

- Was empfinden Sie beim ersten Bissen?
- Wie schmeckt Ihnen das Essen?
- Bleibt das Genusslevel lange konstant oder sinkt es spürbar schnell ab, bereits bevor Sie satt sind?
- Können Sie mit dem »Stöhnen aus der Tiefe des Bauches« etwas verbinden? Wenn ja, was genau?

Wenn Sie gelernt haben, auf Ihre Hungersignale zu hören, dann fangen Sie erst mit diesem echten, dem körperlich-biologischen Hunger an, zu essen – denn nur so können Sie Ihren ganz persönlichen Grad der biologischen Sättigung erspüren und bestimmen:

4. Fühlen Sie Ihre Sattheit

- Wann haben Sie aufgehört zu essen?
- Warum haben Sie aufgehört? Welche äußeren oder inneren Signale waren ausschlaggebend?
- Machen Sie manchmal eine Pause, um in sich hineinzuhorchen, ob Sie schon satt sind oder einfach nur weiteressen, weil es so köstlich schmeckt?
- Würden Sie sagen, dass Sie sich richtig wohltuend satt gefühlt haben, nachdem Sie aufgehört haben?
- Kennen Sie den Unterschied zwischen »angenehmem Sattsein« und Überessen/Völlegefühl?

Let's challenge!

Viele, viele Fragen ... deren Antworten nur Sie kennen. Versuchen Sie nun, sich eine Woche lang beim Essen auf den Hunger und die Sättigung zu konzentrieren und sich nach innen auf diese Emotionen zu fokussieren. **Wählen Sie dazu eine Woche** aus, die Ihrem normalen Wochenrhythmus entspricht, beispielsweise »normale Arbeit an fünf Werktagen, dann ein Wochenende, wie ich es ganz oft und gerne verbringe«. Führen Sie die Challenge also nicht in einer ungewöhnlichen Woche durch, in der alles drunter & drüber geht, weil jeder Tag anders verläuft als sonst und am Wochenende ein Ausflug oder eine stressige Familienfeier ansteht. Denn es geht darum, Ihren echten Hunger im normalen Alltag zu erfahren – der Zeit des Lebens, die Ihrem selbst gewählten »Routineleben« (im positiven Sinn) entspricht. Danach sollten Sie ein echter Hungerexperte sein!

Achtung: Emotional Eating!

Es ist wichtig, seinen Körperhunger zu kennen, um ihn vom Seelenhunger, der zu hungerfreiem Emotional Eating, also zur ruhigstellenden Fütterung der Psyche, führt, klar zu trennen – dabei gelten folgende Kernfragen, die Sie erneut offen und ehrlich mit und für sich selbst beantworten sollten, bevor die Challenge startet:

- Warum essen Sie, obwohl Sie keinen Körperhunger haben?
- Welche Auslöser lassen Ihr Emotional Eating beginnen?
- Frust, Kummer, Langeweile, Einsamkeit, Stress, Angst, Seelenschmerz – einzeln oder in Kombination?
- Gibt es bestimmte Tage/Phasen/Situationen, an/in denen Sie öfter oder besonders häufig emotional essen? Warum gerade da?
- Was genau/Welche Lebensmittel essen Sie emotional und warum gerade diese?
- Sind es immer die gleichen Lebensmittel, mit denen Sie Ih-

re Seele füttern?

- Beschreiben Sie das Gefühl, das Ihnen das Essen beim hungerfreien Seelentrösten spendet – was genau fühlen Sie, welche Emotionen löst das Essen aus?
- Fühlen Sie sich danach erlöst, befreit, entspannt, einfach besser? Warum?
- Oder haben Sie nach dem Emotional Eating ein schlechtes Gefühl, fühlen Sie sich mies bis hin zu leichtem Egohass und Selbstverachtung? Warum?

Viele Fragen, vielleicht raucht Ihr Kopf ... aber Sie kennen sich und Ihr Essverhalten sicher nun noch ein wenig besser. Und das ist wichtig für die Challenges. Ein kleiner Tipp noch zum Emotional Eating: Ab und zu »die Seele oder Nerven zu füttern«, das ist sicher kein Thema. Generell gilt jedoch: Versuchen Sie das hungerfreie Essen so weit wie möglich zu vermeiden – besonders dann, wenn Sie wissen, dass es Ihnen Probleme bereitet und dass Sie es eigentlich gar nicht wollen. Denn je mehr Lebensmittel Sie emotional essen, desto weniger stark kann sich Ihr echter Hunger entwickeln (weil das »System« mit Nährstoffen gefüllt wird). Wenn Sie merken, dass Ihnen Ihr emotionales Essen wirklich zu viel wird und es Ihnen spür- und sichtbare (Gewichts-)Probleme bereit, und Sie es nicht in Eigenregie abstellen können – dann scheuen Sie nicht, sich Hilfe zu suchen (beispielsweise bei Ernährungspsychologen).

Ein weiterer Hinweis: **Gewohnheitsessen** zählen wir der Einfachheit halber hier zum Emotional Eating. Denn auch hier »regiert« nicht der Hunger, sondern das Gefühl Gewohnheit (»mache ich schon immer so« – ohne es zu hinterfragen). So frühstücken manche Menschen einfach, weil es »ja die wichtigste Mahlzeit des Tages und so gesund« sein soll. Reflektieren

Sie Ihr Essverhalten auch dahingehend, es kann sehr erhellend sein …

Nun aber viel Freude bei der Entdeckung Ihrer innersten Emotionen Hunger, Lust und Sattheit – und seien Sie in der »Hunger-Erkennungs-Woche« liebevoll mit sich selbst. Haben Sie Verständnis und Geduld. Ihr Körper wird es Ihnen mit einem richtig guten Draht zu Ihnen selbst danken!

Denken Sie dabei an Folgendes: **Sie haben pro Hunger nur eine Mahlzeit, die Sie satt macht!** Was das konkret heißt? Stillen Sie den Trieb zu essen idealerweise mit einer Mahlzeit, mit Lebensmitteln, die Ihnen richtig guttun und schmecken. Denn nur dann wird die Befriedigung des elementaren Hungertriebs mit natürlichem Wohlgefühl und echter Bio-Zufriedenheit »aus Eigenproduktion« belohnt – von Ihrem Körper. Essen Sie hingegen Nahrung, die Ihnen nicht besonders gut schmeckt, Sie aber sättigt, dann ist der Hunger weg – und zwar ohne den »Freudeflash«. Und das wäre schade …

Fragen Sie sich daher im Zweifel auch gerne selbst: **»Habe ich jetzt wirklich Hunger? Will ich das wirklich, weil mein Körper Energie braucht? Oder möchte ich das saftig-lecker und reichhaltig belegte, verlockend wohlduftende, knusprige Brötchen aus anderen, emotionalen Gründen essen?«**

Sind Sie sich nicht sicher, also fühlt sich der Hunger nicht echt an oder spüren Sie ihn gar nicht richtig, dann warten Sie … denn auch die Vorfreude auf Lust, den natürlichen Genuss und die positiven emotionalen »Begleiterscheinungen« beim Essen mit echtem Hunger, das sind die »Targets«, die Sie in den Vordergrund stellen sollten. Essenziell ist schließlich: Isst ein Mensch primär das, was er nicht mag, oder mit Widerwillen das, was er »gezwungenermaßen« verzehrt, wie beispielsweise bei Diäten, die nicht wirklich zu einem passen, dann wird das

Essverhalten nicht auf Dauer funktionieren. Nur wenn Ihnen Ihre Ernährung auch Freude, Befriedigung, Lust und Genuss bringt, idealerweise von selbst, dann werden Sie sie gern dauerhaft und nachhaltig beibehalten. So, nun noch ein …

Kleiner Tipp am Rande: **Stress frisst Hunger!** Seien Sie sich bewusst darüber, dass Stress ein Killer des echten Hungers sein kann – zu viele im Blutkreislauf strömende Stresshormone stören die freie Entwicklung des echten Hungergefühls. Sorgen Sie daher idealerweise dafür – so gut es für Sie im Alltag machbar ist –, vor allem den chronischen Distress (das ist der negative Stress, der einen auf Dauer zermürbt) weitestgehend zu reduzieren. Dazu gehört auch die folgende Selbstreflexion: »Darf ich das essen?« Diese Frage stresst jeden bei fast jedem Essen – vor allem, wenn man sich das permanent fragt. Stellen Sie sich diese überflüssige Frage daher erst gar nicht! Denn sie ideologisiert und moralisiert das Essen – Genuss und Freude gehen dabei zunehmend verloren … und das wollen Sie sicher nicht. Fragen Sie sich stattdessen lieber: **»*Wann* darf ich das *wieder* essen?«** Und da wären wir bei Ihrem individuellen »Zeitfenster«, Übung 2 … Aber nun starten Sie zuerst einmal mit Übung 1:

So geht's – Anleitung zum »Hunger-Finden«

Auf den folgenden Seiten finden Sie jeweils eine Vorlage zum Eintragen und Ausfüllen Ihrer »Hunger-Challenge«:

1. Doppelseite: »Der **erste** echte Hunger am Tag«
2. »Der **zweite** echte Hunger am Tag«
3. »Der **dritte** echte Hunger am Tag«

Wir haben Ihnen drei Vorlagen erstellt für den Fall, dass Sie dreimal am Tag Hunger bekommen. Beginnen Sie also den Tag mit der ersten Doppelseite, sobald Sie Ihren ersten echten Hunger spüren – und füllen Sie alle Felder aus. Seien Sie dabei absolut ehrlich zu sich selbst, denn es geht um Sie, um Ihr bestes Essen, um den Kern Ihrer Lebenserhaltung.

Folgt nun ein zweiter Hunger am Tag, dann verwenden Sie die zweite Hunger-Tabelle zum Ausfüllen. Hier sind einige Fragen entsprechend angepasst.

Und bekommen Sie noch ein drittes Mal echten Hunger, dann steht die dritte Tabelle für Sie bereit.

Mit dieser dreistufigen Hunger-Challenge können Sie am Ende der Woche nicht nur das Essverhalten auf Basis Ihres echten Hungers analysieren, Sie kennen auch die Unterschiede zwischen den einzelnen Hungerphasen – besser: Fastenphasen. Dazu gern folgender Hinweis: Wir unterscheiden bei der Hunger-Challenge nicht zwischen Haupt- und Zwischenmahlzeiten oder »echtem Essen« und »Snacking« – denn diese starren Kategorisierungen sind genauso oldschool, wie die rigide Einteilung in gesunde und ungesunde Lebensmittel veraltet und unbrauchbar ist. Sie und Ihr Hunger entscheiden, was Sie wann eintragen – also ob es ein »richtiges Essen« ist oder nur ein »schnelles Brötchen« respektive ein »akuter Süßhunger« oder das »kleine Hüngerchen, das gestillt werden muss«. Das Ziel ist: Sie sollen sich und Ihren Körper besser kennenlernen. Tragen Sie daher in die Tabellen ein, was Ihnen wichtig erscheint und wofür Sie biologische oder alltägliche Relevanz empfinden.

Die Kernauswertung

Wenn Sie eine komplette Woche der Hunger-Challenge abgeschlossen haben, dann versuchen Sie anhand Ihrer Antworten Ihr ganz persönliches Muster zu erkennen.

- → Wann haben Sie Hunger und wie stark ist er?
- → Wann und wie oft essen Sie?
- → Wie viele Stunden liegen zwischen den Mahlzeiten?
- → Wie groß sind Lust, Genuss und Freude?

Sie erkennen nun auch Unterschiede – sowohl innerhalb eines einzelnen Tages als auch zwischen den verschiedenen Tagen. Sind alle Hungerabstände am Tag gleich? Esse ich montags anders als mittwochs – und am Wochenende? Oder erkenne ich bereits meinen Intervallfasten-Typ? Diese und weitere Fragen werden Sie sich selbst beantworten.

Das Ziel dabei soll sein, dass Sie sich, Ihren Hunger, Ihre Sättigung und Ihren Körper (noch) besser kennenlernen. Sie können sich anhand Ihrer ausgewerteten Einträge folgende essenzielle Fragen stellen – und natürlich ehrlich beantworten:

- → Bin ich zufrieden mit meinem Essverhalten in puncto »Ich höre auf den Hunger«?
- → Wo sind die Zeiten und Tage, an denen ich besser, also »echter«, essen möchte – und das auch kann?
- → Wie optimiere ich meinen hungerfokussierten Essstil? Wie kann ich meinen Alltag modifizieren, um mehr mit Hunger zu essen? Möchte ich das überhaupt?

So, nun aber genug der langen Vorrede – challengen Sie los! Am besten kopieren Sie die drei Doppelseiten ein paar Mal – denn falls Sie nach einer Woche das Bedürfnis verspüren, die Hunger-Erkenntnis-Woche zu wiederholen, dann haben Sie die Matrix auch unterwegs immer mit dabei. Darüber hinaus können Sie sich die PDF-Tabellen jederzeit via QR-Code downloaden.

Wichtiger Hinweis

Wenn Sie über mehrere Tage keinen Hunger spüren, dann sollten Sie die Übungen beenden.

Die 10 Hunger-Stärke-Stufen

Zum Ausfüllen der ersten Challenge finden Sie nachfolgend einige Anregungen für die Tabellenfelder zu den Hungerstärken – auf einer Skala von 1-10 entspricht …

- **1–2 Kaum Hunger**
  Eigentlich merke ich kaum etwas, aber irgendwie doch.
- **3–4 Wenig Hunger**
  Ich bin hungrig, aber noch moderat.
- **5–6 Mittelstarker Hunger**
  So langsam dominiert das Hungergefühl und der Drang zu essen.
- **7–8 Starker Hunger**
  Mein Magen knurrt und ich auch (andere an), ich bin richtig hungrig.
- **9–10 Megahunger**
  Bärenhungeralarm! Ich muss essen, alles andere ist mir egal.

Erster echter Hunger am Tag

	Montag	Dienstag	Mittwoch
Wann haben Sie das erste Mal am Tag Ihren echten Hunger gespürt?	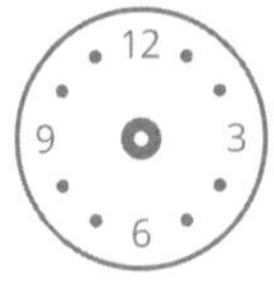	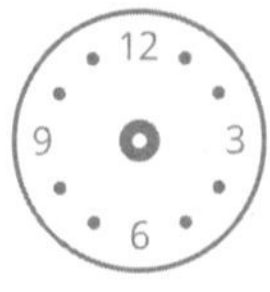	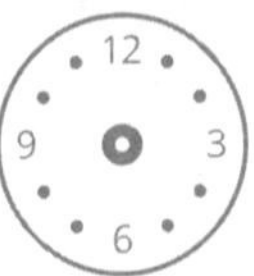
	1 = sehr schwach; 10 = sehr stark		
Wie stark war der echte Hunger beim ersten »Anklopfen im Bewusstsein«?	______ Von 1 bis 10	______ Von 1 bis 10	______ Von 1 bis 10
Bei welchem »Stärkegrad« haben Sie Ihren Hunger befriedigt (also gegessen)?	______ Von 1 bis 10	______ Von 1 bis 10	______ Von 1 bis 10
Wie lange haben Sie Ihren Hunger ausgereizt (Zeit vom ersten Spüren bis zum Essen)?	O < 1 Stunde O 1–2 Stunden O 2–3 Stunden O > 3 Stunden	O < 1 Stunde O 1–2 Stunden O 2–3 Stunden O > 3 Stunden	O < 1 Stunde O 1–2 Stunden O 2–3 Stunden O > 3 Stunden
	1 = sehr schwach; 10 = sehr stark		
Wie intensiv war das Gefühl des Genusses, das Wohlgefühl **beim** Essen?	______ Von 1 bis 10	______ Von 1 bis 10	______ Von 1 bis 10
Wie stark haben Sie sich **nach** dem Essen wohltuend und zufrieden satt gefühlt?	______ Von 1 bis 10	______ Von 1 bis 10	______ Von 1 bis 10
Wie hoch war Ihr Stresslevel heute im Alltag?	______ Von 1 bis 10	______ Von 1 bis 10	______ Von 1 bis 10

Donnerstag	Freitag	Samstag	Sonntag
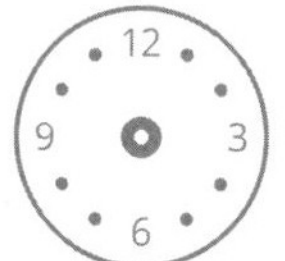	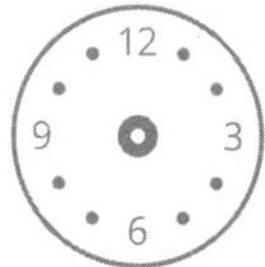	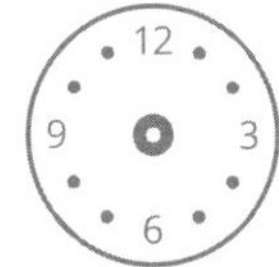	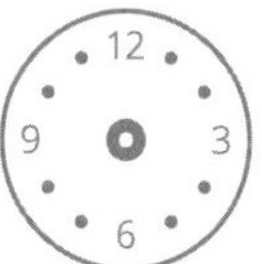
Von 1 bis 10	Von 1 bis 10	Von 1 bis 10	Von 1 bis 10
Von 1 bis 10	Von 1 bis 10	Von 1 bis 10	Von 1 bis 10
O < 1 Stunde O 1–2 Stunden O 2–3 Stunden O > 3 Stunden	O < 1 Stunde O 1–2 Stunden O 2–3 Stunden O > 3 Stunden	O < 1 Stunde O 1–2 Stunden O 2–3 Stunden O > 3 Stunden	O < 1 Stunde O 1–2 Stunden O 2–3 Stunden O > 3 Stunden
Von 1 bis 10	Von 1 bis 10	Von 1 bis 10	Von 1 bis 10
Von 1 bis 10	Von 1 bis 10	Von 1 bis 10	Von 1 bis 10
Von 1 bis 10	Von 1 bis 10	Von 1 bis 10	Von 1 bis 10

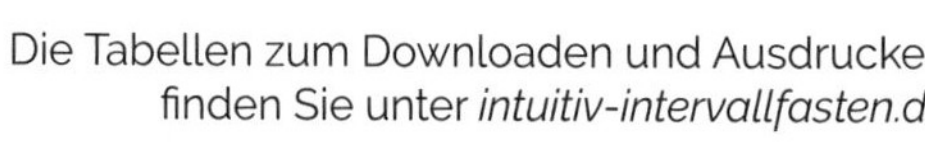
Die Tabellen zum Downloaden und Ausdrucken
finden Sie unter *intuitiv-intervallfasten.de*

ZWEITER ECHTER HUNGER AM TAG

	MONTAG	DIENSTAG	MITTWOCH
Wann haben Sie das zweite Mal am Tag Ihren echten Hunger gespürt?	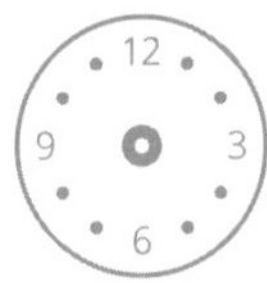	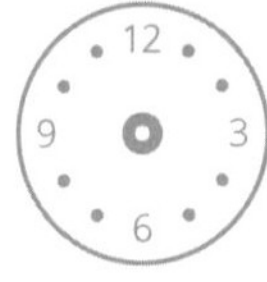	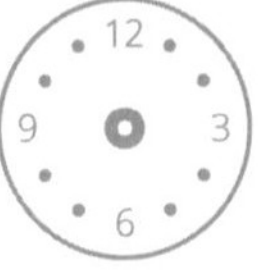
Wie viel Stunden sind seit dem ersten zum zweiten Hunger vergangen?	O < 2 Stunden O 2–4 Stunden O 4–6 Stunden O > 6 Stunden	O < 2 Stunden O 2–4 Stunden O 4–6 Stunden O > 6 Stunden	O < 2 Stunden O 2–4 Stunden O 4–6 Stunden O > 6 Stunden
Wie stark war der zweite echte Hunger beim ersten »Anklopfen im Bewusstsein«? (1 = SEHR SCHWACH; 10 = SEHR STARK)	______ VON 1 BIS 10	______ VON 1 BIS 10	______ VON 1 BIS 10
Bei welchem »Stärkegrad« haben Sie Ihren Hunger befriedigt (also gegessen)?	______ VON 1 BIS 10	______ VON 1 BIS 10	______ VON 1 BIS 10
Wie lange haben Sie Ihren Hunger ausgereizt (Zeit vom ersten Spüren bis zum Essen)?	O < 1 Stunde O 1–2 Stunden O 2–3 Stunden O > 3 Stunden	O < 1 Stunde O 1–2 Stunden O 2–3 Stunden O > 3 Stunden	O < 1 Stunde O 1–2 Stunden O 2–3 Stunden O > 3 Stunden
Wie intensiv war das Gefühl des Genusses, das Wohlgefühl **beim** Essen? (1 = SEHR SCHWACH; 10 = SEHR STARK)	______ VON 1 BIS 10	______ VON 1 BIS 10	______ VON 1 BIS 10
Wie stark haben Sie sich **nach** dem Essen wohltuend und zufrieden satt gefühlt?	______ VON 1 BIS 10	______ VON 1 BIS 10	______ VON 1 BIS 10

Donnerstag	Freitag	Samstag	Sonntag
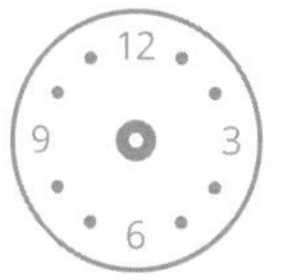	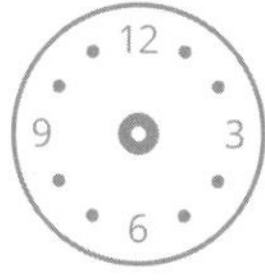	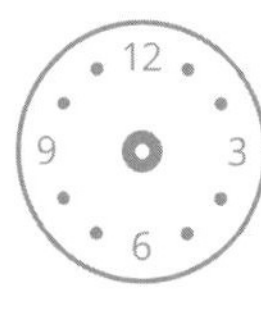	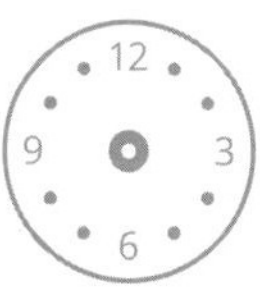
O < 2 Stunden O 2–4 Stunden O 4–6 Stunden O > 6 Stunden	O < 2 Stunden O 2–4 Stunden O 4–6 Stunden O > 6 Stunden	O < 2 Stunden O 2–4 Stunden O 4–6 Stunden O > 6 Stunden	O < 2 Stunden O 2–4 Stunden O 4–6 Stunden O > 6 Stunden
____ Von 1 bis 10	____ Von 1 bis 10	____ Von 1 bis 10	____ Von 1 bis 10
____ Von 1 bis 10	____ Von 1 bis 10	____ Von 1 bis 10	____ Von 1 bis 10
O < 1 Stunde O 1–2 Stunden O 2–3 Stunden O > 3 Stunden	O < 1 Stunde O 1–2 Stunden O 2–3 Stunden O > 3 Stunden	O < 1 Stunde O 1–2 Stunden O 2–3 Stunden O > 3 Stunden	O < 1 Stunde O 1–2 Stunden O 2–3 Stunden O > 3 Stunden
____ Von 1 bis 10	____ Von 1 bis 10	____ Von 1 bis 10	____ Von 1 bis 10
____ Von 1 bis 10	____ Von 1 bis 10	____ Von 1 bis 10	____ Von 1 bis 10

Die Tabellen zum Downloaden und Ausdrucken finden Sie unter *intuitiv-intervallfasten.de*

Phase IE/Woche 1: Mein einzigartiger Hunger

DRITTER ECHTER HUNGER AM TAG

	MONTAG	DIENSTAG	MITTWOCH
Wann haben Sie das dritte Mal am Tag Ihren echten Hunger gespürt?	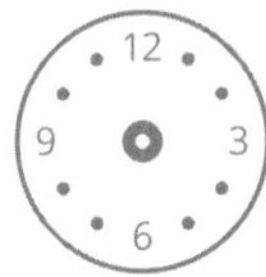	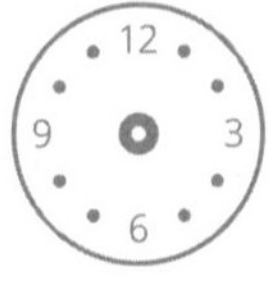	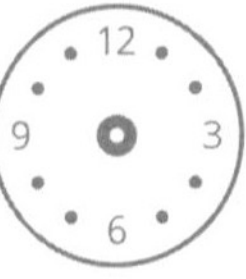
Wie viel Stunden sind seit dem zweiten zum dritten Hunger vergangen?	O < 2 Stunden O 2–4 Stunden O 4–6 Stunden O > 6 Stunden	O < 2 Stunden O 2–4 Stunden O 4–6 Stunden O > 6 Stunden	O < 2 Stunden O 2–4 Stunden O 4–6 Stunden O > 6 Stunden
	1 = SEHR SCHWACH; 10 = SEHR STARK		
Wie stark war der dritte Hunger beim ersten »Anklopfen im Bewusstsein«?	______ VON 1 BIS 10	______ VON 1 BIS 10	______ VON 1 BIS 10
Bei welchem »Stärkegrad« haben Sie Ihren Hunger befriedigt (also gegessen)?	______ VON 1 BIS 10	______ VON 1 BIS 10	______ VON 1 BIS 10
Wie lange haben Sie Ihren Hunger ausgereizt (Zeit vom ersten Spüren bis zum Essen)?	O < 1 Stunde O 1–2 Stunden O 2–3 Stunden O > 3 Stunden	O < 1 Stunde O 1–2 Stunden O 2–3 Stunden O > 3 Stunden	O < 1 Stunde O 1–2 Stunden O 2–3 Stunden O > 3 Stunden
	1 = SEHR SCHWACH; 10 = SEHR STARK		
Wie intensiv war das Gefühl des Genusses, das Wohlgefühl **beim** Essen?	______ VON 1 BIS 10	______ VON 1 BIS 10	______ VON 1 BIS 10
Wie stark haben Sie sich **nach** dem Essen wohltuend und zufrieden satt gefühlt?	______ VON 1 BIS 10	______ VON 1 BIS 10	______ VON 1 BIS 10

Donnerstag	Freitag	Samstag	Sonntag
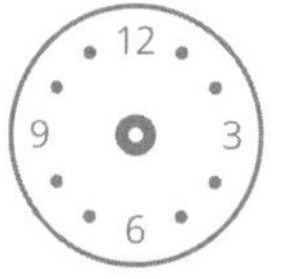	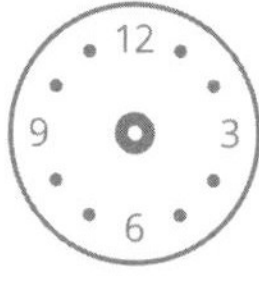	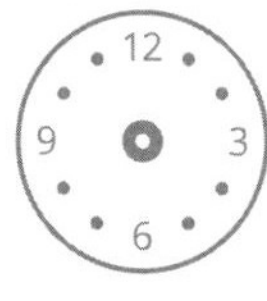	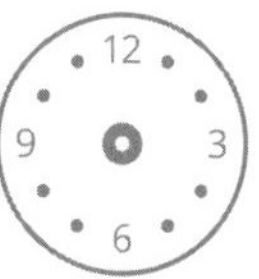
○ < 2 Stunden	○ < 2 Stunden	○ < 2 Stunden	○ < 2 Stunden
○ 2–4 Stunden	○ 2–4 Stunden	○ 2–4 Stunden	○ 2–4 Stunden
○ 4–6 Stunden	○ 4–6 Stunden	○ 4–6 Stunden	○ 4–6 Stunden
○ > 6 Stunden	○ > 6 Stunden	○ > 6 Stunden	○ > 6 Stunden
Von 1 bis 10	Von 1 bis 10	Von 1 bis 10	Von 1 bis 10
Von 1 bis 10	Von 1 bis 10	Von 1 bis 10	Von 1 bis 10
○ < 1 Stunde	○ < 1 Stunde	○ < 1 Stunde	○ < 1 Stunde
○ 1–2 Stunden	○ 1–2 Stunden	○ 1–2 Stunden	○ 1–2 Stunden
○ 2–3 Stunden	○ 2–3 Stunden	○ 2–3 Stunden	○ 2–3 Stunden
○ > 3 Stunden	○ > 3 Stunden	○ > 3 Stunden	○ > 3 Stunden
Von 1 bis 10	Von 1 bis 10	Von 1 bis 10	Von 1 bis 10
Von 1 bis 10	Von 1 bis 10	Von 1 bis 10	Von 1 bis 10

Die Tabellen zum Downloaden und Ausdrucken
finden Sie unter *intuitiv-intervallfasten.de*

Phase IE/Woche 1: Mein einzigartiger Hunger – die Kernauswertung

Herzlichen Glückwunsch zum ersten Teil Ihrer kulinarischen Forschungsreise zu sich selbst. Sie haben sich und Ihre Hunger-, Genuss- und Sattheitsgefühle intensiv beobachtet und möchten nun ein vorläufiges Fazit ziehen? Bitte füllen Sie hierzu den Fragebogen aus.

Haben Sie Ihren echten Hunger (besser) kennen gelernt?

O Ja
O Nein

Hat sich das Gefühl des Hungers positiv verändert?

O Ja
O Nein

Können Sie einen regelmäßigen Hungerrhythmus erkennen?

O Ja
O Nein

Spüren Sie beim Essen ein intensiveres Gefühl des Genusses als vor der Challenge?

O Ja
O Nein

Spüren Sie nach dem Essen mehr Befriedigung/Zufriedenheit?

O Ja
O Nein

Werden Sie künftig noch stärker auf Ihren Hunger achten und sich beim Essen danach richten?

- O Ja
- O Nein

Fühlen Sie sich allgemein wohler?

- O Ja
- O Nein

Können Sie einen regelmäßigen Esspausenrhythmus erkennen?

- O Ja
- O Nein

Welche Mahlzeit haben Sie am häufigsten ausgelassen?

....

Sind Sie also eher der No-Breakfaster, ein Lunch-Lyncher oder der Dinner-Canceller?

....

Hinweis

Es gibt weder hier noch bei der folgenden zweiten Challenge-Kernauswertung eine Auswertungsmatrix – denn die Antworten dienen nur dazu, dass Sie mit mehr Selbst-Bewusstsein reflektieren können: Wie gut erkenne ich meine Verhaltensweisen und Emotionen beim täglichen Essen?

Sie verstehen sich, Ihren Körper und Ihr Essverhalten nun bereits (ein wenig) besser? Dann hat sich die erste Challenge gelohnt! Weiter geht's ...

Phase IF/Woche 2: Mein persönliches Fastenintervall

Sie kennen jetzt Ihren echten Hunger und wie er sich in seinen unterschiedlichen Stärken anfühlen kann?

Sie haben ein Gefühl dafür entwickelt, wann – morgens, mittags oder abends – Sie vorwiegend Hunger bekommen?

Sie können den Körperhunger vom Seelenhunger (Emotional Eating) unterscheiden?

Und Sie merken, wann Sie satt sind, und erkennen bereits einen regelmäßigen Esspausenrhythmus?

Haben Sie vielleicht schon ein erstes Gespür für die Länge Ihres individuellen Intervalls entwickelt? Wunderbar, dann sind Sie richtig »ready for level 2«, bereit für Phase 2 der I^3-Challenge. Wenn nicht, dann wird die 2. Challenge Ihnen sicher Antworten liefern, denn: In der zweiten Woche geht es jetzt darum, Ihr eigenes optimales Fastenintervall herauszufinden.

Welcher Intervallfasten-Typ bin ich?

Sind meine Fastenintervalle immer gleich lang – oder am Wochenende kürzer als werktags?

Welcher Chronobiologie-Typ bin ich? Der Frühstück-Weglasser, der Mittagessen- oder Abendessen-Verzichter?

Oder kommt mein Körper besser zurecht, wenn ich einen oder mehrere Tage in der Woche aussetze?

Los geht's … Finden wir Ihre persönlichen Antworten auf all diese essenziellen Fragen.

Seien Sie »fastenmutig«, wagen Sie eine weitere Woche Abenteuer und erforschen Sie Ihre wahren körperlichen Bedürfnisse und Biorhythmen. Geben Sie Ihrem Körper einen Vertrauensvorschuss und üben Sie die IF-Variante ein, die sich in der ersten Challenge-Woche bereits an Ihrem individuellen »kulinarischen Horizont« abgezeichnet hat.

Auch die bekannte Stoffwechselexpertin Dr. Deborah Wexler, Direktorin am Massachusetts General Hospital Diabetes Center und Professorin an der Harvard Medical School in Boston, sagte in einem Interview: »Viele Daten sprechen dafür, dass der Ansatz des Biorhythmus-Fastens, wenn etwa die Mahlzeiten nur in einem Acht- oder Zehn-Stunden-Zeitfenster eingenommen werden, effektiv ist. Allerdings empfehle ich jedem Menschen, stets einen Ansatz zu wählen, der gut umsetzbar ist und vor allem zu ihm passt.« [1]

Ganz wichtig: Sie können in dieser Selbsterfahrungswoche nichts falsch machen, denn eine Unter- oder Fehlernährung ist sehr unwahrscheinlich. Die Wochen werden keine negativen Folgen für Sie haben, sofern Sie gesund und leistungsfähig sind und sich nicht in ärztlicher Behandlung befinden.

Wie finde ich mein persönliches Fastenintervall?

»Man muss beim Intervallfasten wirklich individuell vorgehen. Es gibt keine Regeln für alle. Man muss zum Beispiel schauen, bin ich ein Morgentyp oder ein Abendtyp, also die Lerche oder eine Eule – und wie ist der Schlafrhythmus? Dann sollte man sich für eins entscheiden, was eben zum Typus passt, und das für vier Wochen durchziehen und erstmal schauen, ob es auch wirklich was bringt«, so Prof. Andreas Michalsen, Deutschlands bekanntester Fastenmediziner, Charité in Berlin. [2]

Folgende Fragen können Ihnen bei der Wahl eines passenden Fastenrhythmus helfen. Treffen Sie eine Auswahl und stellen Sie sich zunächst die Frage:

Was denken Sie, welche Intervallfastenart passt am besten zu Ihnen?

Morgenfasten, Mittag- und Abendfasten, ein fester Fastentag oder mehrere Fastentage in der Woche oder eher spontanes Meal Skipping, also das natürliche Auslassen einzelner Mahlzeiten? Zur Erinnerung: Bitte schauen Sie zu der Frage die unterschiedlichen Ansätze häufiger IF-Varianten in Kapitel »Intervallfasten vs. Fasten – das Minifasten für alle« an.

So geht's – Anleitung zum »Intervall-Finden«

Auf einer der folgenden Seiten finden Sie die nächste Vorlage zum Dokumentieren Ihrer »Fasten-Challenge«.

Die Vorlage im Wochenverlauf und die für Sie zusammengestellten Fragen sollen eine Hilfe zur Selbstbeobachtung sein. Sie selbst entscheiden darüber, wie weit Sie gehen wollen, bis das wichtige Hungersignal spürbar wird – also beispielsweise wie weit Sie gehen möchten, wie weit Sie Ihr Intervall ausreizen und sich auf den Genuss der anstehenden Mahlzeit freuen möchten. Vertrauen Sie Ihrem Körper und Ihren Energiereserven. Denken Sie an die Tatsache, dass eine gesunde, normalgewichtige Person bedenkenlos mehrere Wochen lang fasten kann. Es kann also sein, dass ein leichter Hunger plötzlich wieder verschwindet und Sie im Extremfall erst nach zwei Tagen wieder Hunger spüren! Selbstverständlich sollten Sie sich eine Grenze setzen. Fasten Sie bitte während der Challenge nicht länger als zwei volle Tage am Stück. Damit bleiben Sie in einem sicheren Rahmen.

Amore mio Milchkaffee …

In Zusammenhang mit der Dauer des Fastenintervalls taucht eine Frage immer wieder auf: »Wie bewerte ich meine Milchkaffees, wenn ich morgens nichts esse, aber einige Tassen davon trinke? Gelten die Caffè Latte als kalorienfrei oder unterbreche ich damit meine Fastenzeit? Und was ist erst mit den Latte macchiato?« Die Antworten auf diese Fragen hängen natürlich von der Menge, dem Fett- und Zuckergehalt der Milch ab sowie von der Anzahl und Größe der Tassen, die Sie bis zur nächsten Mahlzeit trinken.

Als Faustregel in Fastenkreisen gilt »eisern«: Um das Fastenintervall nicht zu unterbrechen, zählt nur Kaffee ohne Milch als kalorienfreies Getränk. Der wissenschaftliche Hintergrund ist einfach erklärt: Wer kann im Einzelfall wissen, ab wie vielen Kalorien sich der individuelle Fastenstoffwechsel wieder »dreht«, beispielsweise ab wann die Ketose gehemmt wird? Des Weiteren sind die Mengen pro Tasse oft unterschiedlich und Milch gibt es in zahlreichen Varianten: Allein Kuhmilch ist mit 0,3 / 1,5 / 3,5 und 3,8 % Fettgehalt erhältlich – plus dem jeweiligen Anteil an Milchzucker (Laktose). Hinzu kommen die zahlreichen pflanzlichen Milchversionen mit diversen Energiegehalten. Selbst die dünne 0,3 %-Milch enthält rund 4 % Laktose: 100 ml davon liefern also vier Gramm Zucker, das sind etwa 1,5 Zuckerwürfel, circa 16 kcal.

Nur »mit ohne« zählt weiter!

Daher wenden Sie diese klare und eindeutige Regel bitte auch konsequent bei Ihrer Challenge an: Nur milchfrei ist kalorienfrei. Wenn Sie beispielsweise morgens nichts essen, stattdessen drei Milchkaffees oder »Kaffeemilch« trinken, dann gilt das nicht als kalorienlos und das Fastenintervall ist unterbrochen.

Seien Sie da bitte stets ehrlich zu sich selbst – Sie machen die Challenge nur für sich. Sollten Sie jetzt denken »Mmmh, ich trinke einerseits zwar gerne Milchkaffee, möchte aber andererseits mein Fastenintervall halten und fortführen ...«, dann folgt nun noch ein kleiner Tipp vom »Chefbarista«: Probieren Sie neue, hochwertige Kaffeesorten aus und variieren Sie die Zubereitungsmethode. Vielleicht finden Sie eine neue »frei von«-Kaffee-Kombination, die Ihnen viel besser mundet als die mit Milch. Und nur am Rande erwähnt: Das Gleiche gilt natürlich auch für Kaffee mit Zucker ...

Die Auswertung

Nach Ablauf der IF-Challenge versuchen Sie anhand Ihrer Antworten Ihr individuelles **Muster** zu erkennen. Vielleicht erkennen Sie jetzt Regelmäßigkeiten im Tagesverlauf oder Unterschiede etwa innerhalb eines einzelnen Tages oder auch zwischen verschiedenen Tagen.

Stellen Sie sich einige Kernfragen:

- Ist Ihre Fastenphase/Hungerphase immer gleich lang?
- Können Sie ein regelmäßiges Fastenintervall erkennen?
- Verändern sich Ihre Fastenphasen am Wochenende?
- Welcher Chronobiologie-Typ sind Sie? Eher die Eule oder die Lerche?
- Sehen Sie sich eher als Frühstück-Weglasser oder Abendessen-Verzichter?
- Oder kommen Sie besser zurecht, wenn Sie einen oder mehrere Tage in der Woche aussetzen?
- An welchem Wochentag können Sie eher auf welche Mahlzeiten verzichten?

Wichtige Hinweise

- Essstörungen: Wenn Sie an einer Essstörung litten oder aktuell leiden, dann sollten Sie auf diesen Übungsteil verzichten.
- Startprobleme: Die ersten Tage des IF können von Stimmungsschwankungen, Schwäche, Schwindel oder Kopfschmerzen begleitet sein. Sobald sich aber Körper & Geist daran »gewöhnt« haben, etwa aufgrund einer besseren Fettverbrennung, verschwinden diese Startprobleme im weiteren Verlauf des IF ...
- Stress stört Intuition: Hunger- und Sättigungssignale können durch unangenehmen Stress (Distress) gestört sein.
- Snacken: Ständiges/zu häufiges Snacken oder kalorienhaltige Getränke (z. B. Limonaden, Fruchtsäfte, Bier ...) trüben die Hungersignale, das Bild wird verzerrt. Wichtig ist es, eine oder mehrere »anständige« Hauptmahlzeiten zu essen.
- Schichtarbeit und Schlafmangel: Bei Menschen im Schichtdienst kann sich ebenfalls ein verzerrtes Bild einstellen. Schichtarbeit sowie Schlafmangel können die inneren Uhren verwirren und sich störend auf Hungerrhythmen auswirken.

Mein einzigartiges Fastenintervall

	Montag	Dienstag	Mittwoch
Wann haben Sie am Abend vorher das letzte Ma(h)l gegessen?	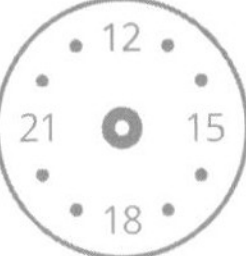	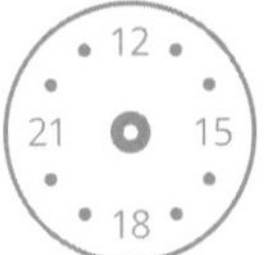	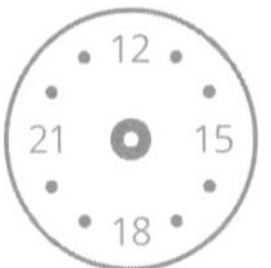
Entsprach dieses letzte »Abendmahl« einer vollständigen, sättigenden Mahlzeit?	O Ja O Nein O Fast	O Ja O Nein O Fast	O Ja O Nein O Fast
Wann sind Sie morgens aufgestanden?	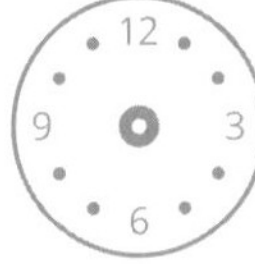	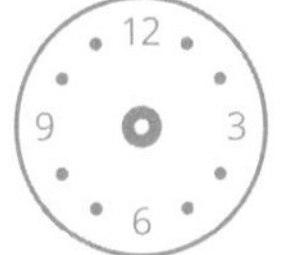	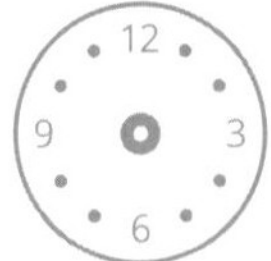
Wann haben Sie heute das erste Ma(h)l kalorienreich gegessen oder getrunken?	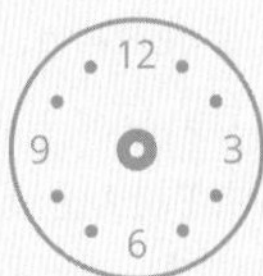	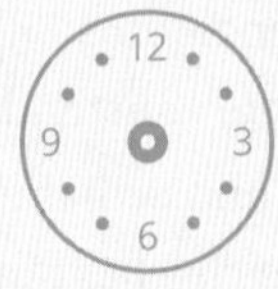	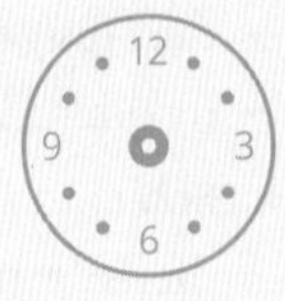
Wie lang war Ihr maximales Fastenintervall (Stunden kalorienfreie Phase)?	O < 6 Stunden O 6–9 Stunden O 9–12 Stunden O > 12 Stunden	O < 6 Stunden O 6–9 Stunden O 9–12 Stunden O > 12 Stunden	O < 6 Stunden O 6–9 Stunden O 9–12 Stunden O > 12 Stunden
Welche Hauptmahlzeit(en) haben Sie dabei ausgelassen?	O Frühstück O Mittagessen O Abendessen O Keine	O Frühstück O Mittagessen O Abendessen O Keine	O Frühstück O Mittagessen O Abendessen O Keine
Vorläufige Bilanz: Welchen IF-Typ erkennen Sie heute? Welcher intuitive Fastentyp sind Sie?	O Morgenfaster O Mittagfaster O Abendfaster O Nichts erkannt	O Morgenfaster O Mittagfaster O Abendfaster O Nichts erkannt	O Morgenfaster O Mittagfaster O Abendfaster O Nichts erkannt

Donnerstag	Freitag	Samstag	Sonntag
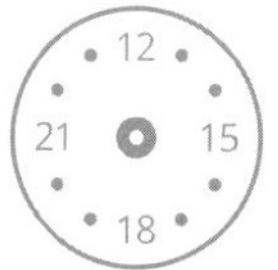	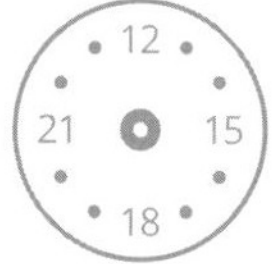	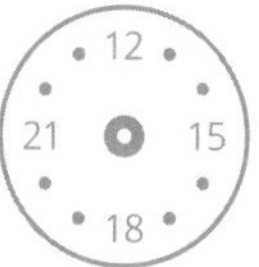	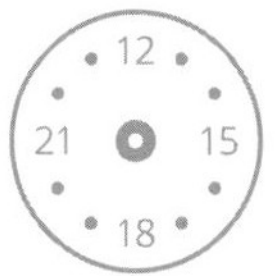
O Ja O Nein O Fast	O Ja O Nein O Fast	O Ja O Nein O Fast	O Ja O Nein O Fast
12 9 3 6	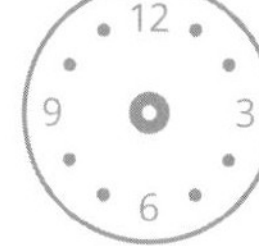	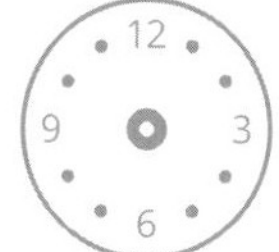	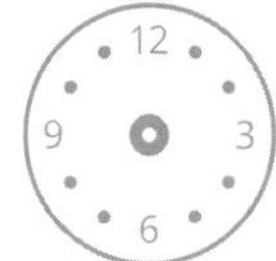
12 9 3 6	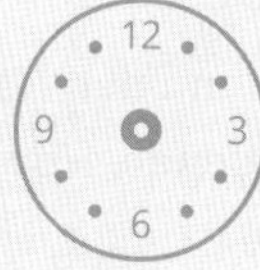	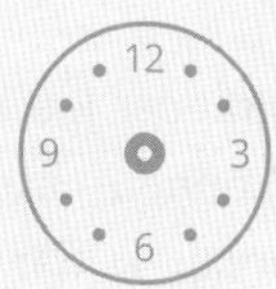	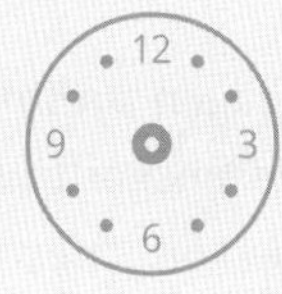
O < 6 Stunden O 6–9 Stunden O 9–12 Stunden O > 12 Stunden	O < 6 Stunden O 6–9 Stunden O 9–12 Stunden O > 12 Stunden	O < 6 Stunden O 6–9 Stunden O 9–12 Stunden O > 12 Stunden	O < 6 Stunden O 6–9 Stunden O 9–12 Stunden O > 12 Stunden
O Frühstück O Mittagessen O Abendessen O Keine	O Frühstück O Mittagessen O Abendessen O Keine	O Frühstück O Mittagessen O Abendessen O Keine	O Frühstück O Mittagessen O Abendessen O Keine
O Morgenfaster O Mittagfaster O Abendfaster O Nichts erkannt	O Morgenfaster O Mittagfaster O Abendfaster O Nichts erkannt	O Morgenfaster O Mittagfaster O Abendfaster O Nichts erkannt	O Morgenfaster O Mittagfaster O Abendfaster O Nichts erkannt

Die Tabellen zum Downloaden und Ausdrucken finden Sie unter *intuitiv-intervallfasten.de*

Praktischer Tipp:

Wenn sich bei Ihnen nach der Hunger-Challenge ein für Sie neues IF-Muster entwickelt hat, für das Sie sich entschieden haben, weil es besser zu Ihnen passt als Ihr vorheriges Essschema, dann üben Sie diesen neuen Rhythmus für zwei bis drei Wochen ein. Nach etwa zehn Tagen hat sich Ihr Stoffwechsel an die IF-Tage gewöhnt. Ihr Fettstoffwechsel und Ihr Energiehaushalt in Muskeln und Nervensystem arbeiten nun im Rhythmus Ihrer inneren (Nat-)Uhr. Jetzt können Sie erneut prüfen und sichergehen, ob Sie sich mit Ihrem neuen, individuellen Fastenintervall rundum wohl fühlen.

Immer der Nase nach … Sie können plötzlich besser riechen und schmecken?

Fragen zur Intensität des Riechens und der Wahrnehmung von Essensgerüchen können entscheidende Hinweise geben. Ihr persönliches Intervall ist dann ideal ausgereizt, wenn Sie Essensgerüche am intensivsten wahrnehmen und Speisen die höchste Attraktivität auf Sie ausüben. Fassen Sie sich an die eigene Nase und lassen Sie sich von ihr verführen.

Phase IE/Woche 2: Mein persönliches Fastenintervall – die Auswertung

Fühlen Sie sich durch Intervallfasten besser?

O Ja

O Nein

In welchen Bereichen nehmen Sie eine Verbesserung wahr (z. B. mehr Zufriedenheit, besserer Schlaf, höhere Leistungsfähigkeit, regelmäßiger Stuhlgang)?

....

....

....

Können Sie ein regelmäßiges Fastenintervall erkennen?

O Ja

O Nein

Bitte notieren Sie Ihre Beobachtung:

....

....

Wie viele Stunden umfasst Ihr längstes Fastenintervall meistens? Tragen Sie hier die Dauer in Stunden ein:

....

Halten Sie fest, welche der drei Hauptmahlzeiten Sie am liebsten/am häufigsten auslassen:

....

Oder legen Sie lieber einmal oder mehrmals in der Woche komplette Fastentage ein?

O Ja

O Nein

Wenn ja: Welche Tage sind Ihre bevorzugten »Komplettfastentage«?

....

Verändern sich Ihre Fastenphasen am Wochenende?

O Ja

O Nein

Wenn ja: Bitte notieren Sie Ihre Beobachtungen und Gründe:

....

....

Können Sie Ihren individuellen Intervallfasten-Stil im Alltag umsetzen?

O Ja

O Nein

Wenn nein: Bitte notieren Sie, welche anderen Interessen/Körperbedürfnisse dagegenstehen?

....

....

Fazitfrage: Welcher intuitive Intervallfasten-Typ sind Sie?

....

Wie würden Sie Ihren persönlichen Ess- & Fasten-Stil bezeichnen?

....

Nun wissen Sie »doppelt gut« über sich, Ihren Hunger und Ihr persönliches Fastenintervall Bescheid. Lesen Sie dazu auf jeden Fall noch folgenden Hinweis.

Wichtiger Hinweis für Ihre Gesundheit

Sie werden nach der Challenge ein Gefühl dafür haben, wie viele Stunden Sie am Stück fasten können, d.h. keine Kalorien zu sich zu nehmen, auch keine energiehaltigen Getränke [kleiner Reminder: Milchkaffee]). Diese Zeitspanne, also Ihr persönliches Intervall, ist ein wichtiger Indikator für die potenziellen positiven Effekte, die das Intervallfasten bewirken kann. Liegt Ihr »Kein-Kalorien-Intervall« unter 12 Stunden, dann ist es eher unwahrscheinlich, dass die im Kapitel »Intervallfasten – gesunder Hunger durch Esspausen« skizzierten Wirkungen eintreten. Erst ab einer Fastenlänge von etwa 12 Stunden »öffnet sich die Tür zur Fastengesundheit« – ab etwa 16 kalorienabstinenten Stunden am Stück gesellt sich auch der mögliche Abnehmeffekt als weiterer gesundheitlicher Fastenbenefit dazu. Sollte Ihr persönliches Intervall nahe an diesem 16-Stunden-»Gesundheits-Intervall« liegen, dann probieren Sie für einige Wochen, Ihre kalorienfreie Phase noch ein wenig länger auszudehnen, damit Sie in diese Zeitspanne hineinkommen. Bitte beachten Sie dabei immer, genügend hochwertige Nahrung zu verzehren. Denn ein Wechsel zwischen individuellen Esspausen und vollwertigen Mahlzeiten ist wichtig, um einem Nährstoffmangel vorzubeugen. Ihre Gesundheit, Ihr ausgereizter Hunger und damit Ihr »aufgeladenes« Belohnungszentrum werden es zu schätzen wissen – Sie auch?

Challenge finished? Ready for I³!

Nachdem Sie in beiden Challenges nun sowohl Ihren echten Hunger als auch Ihr individuelles Fastenintervall besser kennen und schätzen gelernt haben, sind wir fertig. Sie brauchen uns nicht mehr. Sie brauchen nur noch sich selbst. In diesem Sinne wünschen wir Ihnen:

Ein schönes und neues Leben mit individuellem intuitivem Intervallfasten!

Und teilen Sie Ihre Erfahrungen gern in der Facebook-Gruppe (*www.facebook.com/groups/Intuitiv.Intervallfasten*)! Denn im Austausch mit »Gleichgesinnten« erfahren Sie noch mehr Interessantes und Überraschendes über sich selbst. Auch kann der konstruktive, offene Dialog mit »seelenverwandten Essern auf gleicher Wellenlänge« dazu beitragen, dass Sie und die anderen Mitglieder Ihre ganz individuelle Form des intuitiven Intervallfastens langfristig noch weiter optimieren und stetig verbessern – und damit die idealen Voraussetzungen schaffen für ein langes, gesundes und schlankes Leben mit Wohlfühlgewicht!

Quellen

[1] Harvard University: »Intermittent fasting: Surprising Update«; BVA BikeMedia: »Leicht schnell«.

[2] NDR Visite: »Intervallfasten: Tipps vom Arzt«, 07.01.2020.

15

Aller praktischen Tipps für den I³-Essalltag sind 3

Sie haben die I³-Challenge erfolgreich, also zu Ihrer vollen Zufriedenheit, durchgeführt? Gratulation! Abschließend möchten wir Ihnen noch ein paar elementare praktische Tipps geben, die über die Basics wie Hunger, Genuss und Verträglichkeit hinausgehen und mit denen Sie Ihren künftigen Essalltag noch ein Stückchen lockerer und leichter erleben können:

Je frischer, desto besser – Qualität »rules«

Achten Sie beim Essen darauf, dass Sie frische Lebensmittel von hoher Qualität verwenden und nicht mit Kräutern und Gewürzen sparen. Knoblauch, Chili, Pfeffer, Petersilie und viele mehr sind Küchenmedizin! Und je besser Qualität und Frische Ihrer Grundzutaten, desto hochwertiger, köstlicher und potenziell gesünder wird die gesamte Mahlzeit.

Bleiben Sie stets flexibel – nichts ist für die Ewigkeit

Wenn Sie merken, Ihre Intervalle passen nicht mehr zu Ihrem Lebensstil oder das intuitive Essen bedarf einer Anpassung – just do it! Sie sind der Chef im Ring.

I^3 ist kein Dogma – Leinen locker lassen

Ein ganz wichtiger Punkt: Niemand sollte sich sklavisch streng an irgendeine Essweise klammern – und das gilt natürlich auch für I^3. Hauptsache, es passt in Ihr Leben und macht Sie glücklich. Leben Sie I^3 daher genau in der Intensität und Ausprägung, wie Sie es möchten und wie es in Ihren ganz persönlichen Alltag passt.

16

Die Autoren

Andrea Ciro Chiappa

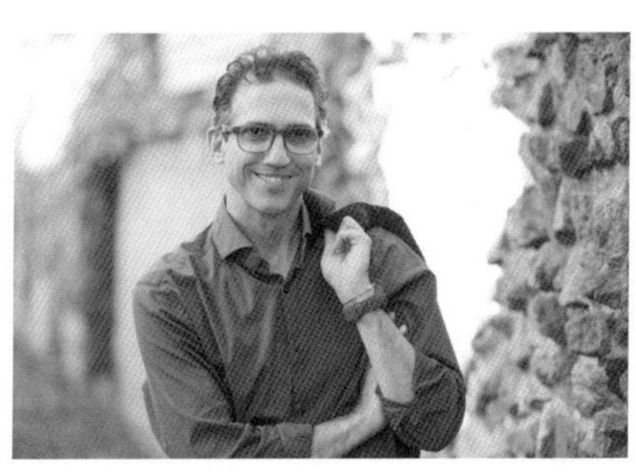

Andrea Ciro Chiappa ist Diplom-Oecotrophologe und ärztl. gepr. Fastenleiter dfa. Seit 1996 arbeitet er an den Themen Ernährung, Fasten und Naturheilkunde. Mit seiner Tätigkeit in der Klinik Buchinger-Wilhelmi am Bodensee sprang der Funke auf ihn über. Seine Begeisterung für Fastenkuren und für eine natürliche, intuitive und genuss- und körperorientierte Ernährung gibt er in zahlreichen Kursen weiter.

Als Ausbildungsleiter der Deutschen Fastenakademie sowie Fastenkursleiter in verschiedenen Kurhäusern hat Chiappa bereits rund 5.000 Seminarteilnehmer geschult und beraten.

Chiappa ist 1971 geboren, Vater von drei Kindern und lebt mit seiner Familie bei Speyer.

Uwe Knop

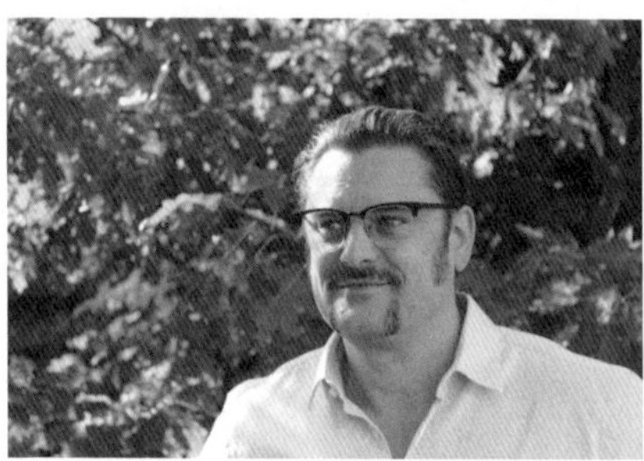

Uwe Knop (48) ist Diplom-Oecotrophologe und hat für seine bisherigen Bücher, Publikationen und Vorträge mehr als 5.000 aktuelle Studienergebnisse der Jahre 2007 bis 2020 analysiert. Seine unverblümte Offenlegung der Schwachpunkte der Ernährungswissenschaft, seine klare Art, den Finger in die Wunde der Oecotrophologie zu legen, macht ihn zum gefragten Interviewpartner besonders für Investigativmedien.

Vorträge/Gastredner

Daneben hält Knop auch überall dort Vorträge, wo sich Institutionen, Verbände und Gesellschaften trauen, gängige Ernährungsweisheiten zu diskutieren, um den Blick frei zu machen für faktenfokussierte Wissenschaft auf Basis aktueller Studien. So war er Gastredner beispielsweise auf den Jahrestagungen des Verbands der Ernährungswissenschafter Österreichs (VEÖ) sowie beim Verband für Ernährung und Diätetik e. V. – hier referierte Knop zur Thematik Kinderernährung. Dieser Vortrag kam bei den 500 Mitgliedern »sehr gut an und erhielt die höchste Bewertung aller Referenten«, so das Fazit. Ein vergleichbares Feedback gab es auch für Knops »Festvortrag 2019« auf dem Jahreskongress von Deutschlands größtem nicht staatlich gefördertem Verband für Ernährungsfachkräfte, dem VFED (Verband für Ernährung und Diätetik e. V.), an der Uniklinik RWTH Aachen. Von den mehr als 500 Teilnehmern, die den Vortrag bewerteten, »gab es nur die Note 1. Also muss es unseren Zuhörern außerordentlich gut gefallen haben«, so Hedwig Hugot, Geschäftsführerin VFED.

Initiator/Organisator

Zusätzlich war Knop gemeinsam mit Prof. Dr. Peter Nawroth und Dr. Gunter Frank Initiator und Organisator des »1. Heidelberger Symposiums für mehr Sinn und Relevanz in der Medizin«, das am 7. und 8. Februar 2019 an der Universität Heidelberg mit etwa 400 Teilnehmern stattfand.